GUIDE PRATIQUE

DES

EXERCICES PHYSIQUES

(HYGIÈNE ET RÉSULTATS)

PAR

Le Dr L. ROBLOT

Avec 4 gravures dans le texte

Deuxième édition

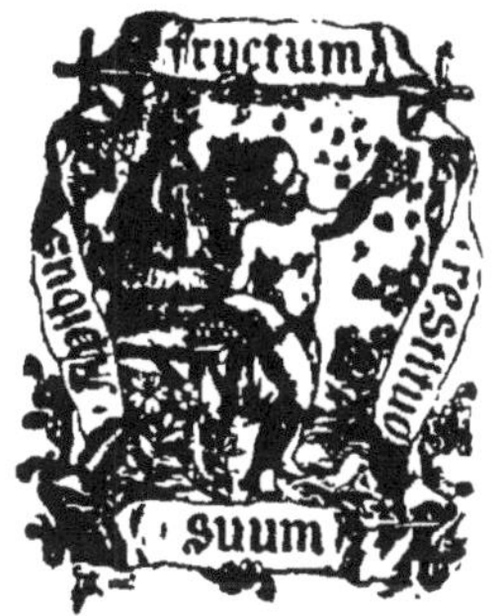

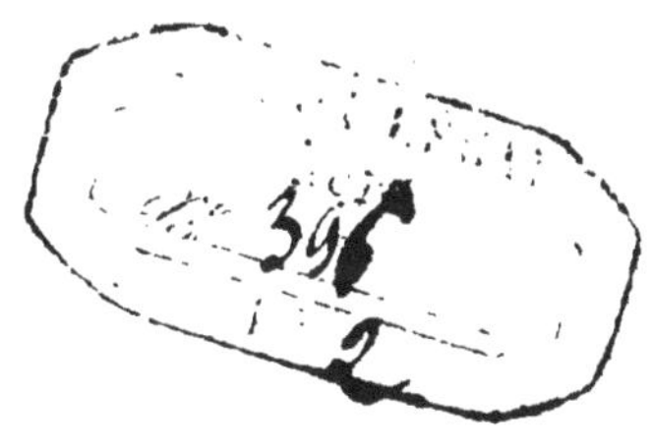

PARIS

SOCIÉTÉ D'ÉDITIONS SCIENTIFIQUES ET LITTÉRAIRES

F. R. DE RUDEVAL ET Cie

4, RUE ANTOINE DUBOIS (VIe)

1903

RECHERCHES ORIGINALES ET PRATIQUES

SUR

LA GYMNASTIQUE

DU MÊME AUTEUR

PRINCIPES D'ANATOMIE ET DE PHYSIOLOGIE

APPLIQUÉS A LA GYMNASTIQUE

Cours professé à l'École normale militaire de Gymnastique et d'Escrime de Joinville-le-Pont

PAR

Le Dr L. ROBLOT

Préface du Dr E. MONIN

AVEC 49 GRAVURES INTERCALÉES DANS LE TEXTE

GUIDE PRATIQUE

DES

EXERCICES PHYSIQUES

(HYGIÈNE ET RÉSULTATS)

PAR

Le Dr L. ROBLOT

Avec 4 gravures dans le texte

Deuxième édition

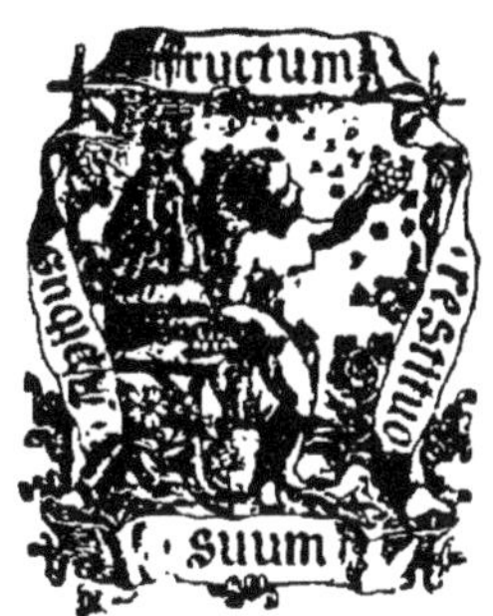

PARIS
SOCIÉTÉ D'ÉDITIONS SCIENTIFIQUES ET LITTÉRAIRES
F. R. DE RUDEVAL ET Cie
4, RUE ANTOINE DUBOIS (VIe

1903

AVANT-PROPOS

La partie *Hygiène* contenue dans ce travail est un résumé concis et aussi complet que possible des notions utiles à tous et indispensables à quiconque s'adonne à la pratique des exercices physiques.

Quant à la partie qui traite des résultats et de leur constatation, on y trouvera beaucoup d'aperçus personnels, qui sont le fruit d'une pratique assidue et consciencieuse de la question.

Les conditions uniques d'observation dans lesquelles je me suis trouvé à l'École de Joinville-le-Pont m'ont permis d'élucider bien des points.

Cette question de la constatation des résultats des exercices physiques est généralement trop peu connue du public ; c'est surtout sur elle que je me suis proposé d'attirer l'attention.

Cet ouvrage étant destiné au public, et non aux savants, j'ai fait mon possible pour me mettre à la portée de tout le monde.

Dr L. ROBLOT.

Charenton. — 1903.

RECHERCHES ORIGINALES ET PRATIQUES

SUR

LA GYMNASTIQUE

ET LES DIVERS SPORTS

LES EXERCICES PHYSIQUES

(HYGIÈNE ET RÉSULTATS)

CHAPITRE PREMIER

Indications des exercices physiques et conditions d'utilité

On peut reprocher à cette expression d'*exercices physiques* d'être un peu vague : on la conçoit mieux qu'on ne la définit. Elle englobe, en dehors de la gymnastique proprement dite (dont le cadre lui-même est peu défini), une foule d'autres exercices que l'on est généralement convenu aujourd'hui de dénommer *sports*. Et la série des sports est elle-même infinie : tout est sport, même la course après les papillons.

Je définirais volontiers les exercices physiques (pour bien spécifier le point de vue auquel je me place) : *Tout travail imposé à l'appareil locomoteur dans un but hygiénique ou d'agrément.* Cette définition a, du moins, le mérite d'exclure tout travail professionnel, qui cependant constitue un exercice physique à proprement parler, et souvent des plus ardus.

Si les exercices physiques sont, enfin, sortis de l'oubli dans lequel ils étaient enterrés depuis de longs siècles ; si l'on proclame de tous côtés leur utilité, il ne s'ensuit pas qu'il faille les appliquer indistinctement à tous les âges et à toutes les classes de la société : ici, comme en tout, l'excès est un défaut.

En considérant uniquement, ainsi que nous le faisons, leur but hygiénique ou d'agrément, ces agents modificateurs sont soumis à certaines indications parfaitement définies, dont les principales ont trait à l'âge, à la constitution et au tempérament, au sexe, à l'état de santé, au climat.

Nous allons les envisager successivement : ce sont autant de questions d'hygiène pratique..

AGE. — Il est ridicule et dangereux de prescrire de la gymnastique aux *jeunes enfants.* Ceux-ci possèdent une gymnastique à eux, la meilleure que l'on puisse jamais leur enseigner : ce sont les jeux, ainsi que tous les amusements de leur âge. Il n'y a là qu'une indication à suivre rigoureusement, c'est de ne jamais entraver, sous aucun prétexte, les jeux et la pétulance de l'enfant (1).

Plus tard, à l'*adolescence*, alors surtout que le jeune homme commence à s'absorber dans les études classiques (tombeau de la santé des jeunes gens), l'exercice devient un besoin impérieux, pour contre-balancer l'influence funeste de la suractivité imposée au système nerveux.

Il faudra donner la préférence à cette catégorie d'exercices que l'on a dénommés *jeux scolaires*, et qui remplissent absolument le but indiqué, parce qu'ils consistent essentiellement en exercices de *fond* et de *vitesse*. Quelques principes de gymnastique pure seront aussi utilement enseignés ; mais on devra en faire un choix rigoureux et ne les conseiller que modérément. Il ne faut pas perdre de vue, en effet, qu'à cette époque de la vie le squelette de l'homme est encore fragile et loin d'être complètement ossifié. Aussi, exclusion abso-

(1) Cette idée commence heureusement à se faire jour ; c'est ainsi que l'on a compris, dans la plupart de nos établissements d'instruction, qu'on martyrisait l'enfant en lui imposant, sans motif plausible, le silence dans certaines conditions (au réfectoire, par exemple).

Combien de parents s'opposent encore aux jeux de leur enfant, sous le prétexte de l'empêcher de se salir ! et combien mal à propos admire-t-on un jeune enfant qui se tiendra immobile pendant des heures entières ! Un pareil sujet, on peut l'affirmer, est un candidat à la maladie, sinon à la faiblesse d'esprit. Mettez donc à vos enfants des costumes solides et simples (ce qui n'exclut pas le bon goût), et réjouissez-vous quand ils rentrent la culotte trouée.

lue de tous les exercices de force. En résumé, jeux bruyants, libres, n'exigeant aucune tension d'esprit et exempts de monotonie. Au reste, un exercice méthodique aurait peu de chance de succès à cet âge, à cause du dégoût rapide qu'il entraînerait fatalement.

Certains sports d'un caractère trop sérieux ne conviennent nullement à l'adolescent ; il n'est pas plus logique de voir un jeune homme de 15 ans le fleuret à la main que la tête absorbée par une partie d'échecs.

On évitera également, avec soin, l'*abus* d'exercices capables d'entraîner des déformations ainsi que le développement exagéré de certaines parties du corps (vélocipède, danse, escrime) : c'est à cet âge de la formation que les exercices ont leur action la plus nuisible.

Par contre, on s'assurera que tous les exercices employés répondent à cette indication capitale de l'éducation physique, je veux dire au travail, uniforme et méthodique, de toutes les parties du corps : que pas un groupe de muscles, pas une région du corps ne se développe au détriment des autres.

Les surveillants dans les établissements d'éducation devront veiller à favoriser et exciter les jeux pendant les récréations, et ne permettre, sous aucun prétexte, la formation de ces petits clubs de jeunes philosophes, où l'on perd le temps, voué à l'amusement, à des conversations politiques ou à des entretiens de moralité douteuse.

L'*homme fait* (l'ossification du squelette n'est guère terminée qu'à 25 ans) pourra avantageusement se livrer à tous les exercices physiques usuels. Cependant il est toujours prudent de négliger les exercices de force, à cause des nombreux accidents qu'ils peuvent occasionner (hernies, ruptures musculaires et des vaisseaux sanguins, etc.) : cette catégorie pourra toujours être remplacée, au point de vue hygiénique, par une foule d'autres exercices moins dangereux.

Le *vieillard* est un homme redevenu fragile. Non seulement l'agilité a disparu chez lui, mais tous les organes ont éprouvé des modifications profondes dans leur vitalité. Le tissu osseux est devenu plus friable ; les vaisseaux sanguins ont perdu leur élasticité et par suite leur résistance, prêts à se rompre au premier effort.

Aussi les exercices physiques en général ne lui conviennent-ils plus ; un seul exercice lui est permis et salutaire, la marche.

Constitution. — Littré définit la constitution : « L'état général de l'organisation particulière de chaque individu et de sa nutrition, d'où résultent son degré de force physique, la régularité plus ou moins parfaite avec laquelle ses fonctions s'exécutent, la somme de résistance qu'il oppose aux causes de maladie, la dose de vitalité dont il est doué et les chances de vie qu'il possède. »

On ne peut qu'admirer le célèbre auteur d'avoir su expliquer si nettement une idée aussi abstraite que celle de constitution ; toutefois, malgré tout son mérite, cette longue explication n'élucide guère le côté pratique de la question.

Il est généralement permis de préjuger de la constitution d'un individu d'après son aspect extérieur. C'est ainsi que l'on peut, sans grande crainte d'erreur, accorder la qualité de *bien constitué* à celui qui se présente avec un air de santé, une poitrine large, des muscles saillants, un développement modéré du tissu graisseux, une coloration rosée des muqueuses (lèvres, yeux), etc.

Mais ce ne sont là que des présomptions. Aussi a-t-on cherché d'autres données plus positives, capables de renseigner sur la valeur physique d'un individu, et ces données les médecins les ont demandées au *périmètre thoracique* (mesure de la circonférence de la poitrine), au *poids*, à la *taille* et à la comparaison entre eux de ces trois termes, dont la proportionnalité est assez constante.

Ces renseignements sont certainement très utiles ; mais leur valeur est loin d'être absolue.

Je crois bon d'entrer dans quelques détails sur une question intéressante et généralement peu connue du public.

1° *Rapports du périmètre thoracique à la taille.*

La mensuration du thorax, faite au ruban métrique et rapportée à la taille, est fréquemment employée, surtout dans les conseils de révision (1)

(1) Une instruction ministérielle (3 avril 1873) fixe comme périmètre *minimum* celui qui est supérieur de 14 mil-

comme base d'appréciation de l'aptitude physique.

Quel doit être le rapport du périmètre thoracique à la taille, en général? D'après les nombreuses recherches faites à ce sujet, la proportionnalité entre ces deux termes ne peut être représentée par une progression mathématique. Mais il est parfaitement établi que chez un sujet bien constitué : 1° le périmètre thoracique doit être supérieur à la *demi-taille* de l'individu (de 2 centimètres au moins); 2° que le périmètre thoracique se rapproche d'autant plus de la demi-taille que la taille est plus élevée : ainsi, le périmètre doit être proportionnellement plus grand chez un petit homme que chez un grand.

Le tableau suivant (1), que j'ai dressé, permet de constater ce rapport, ainsi que l'écart moindre, pour les tailles élevées, entre le périmètre thoracique et la demi-taille.

limètres à la moitié de la taille *minima* acceptée dans l'armée active (1m54), soit un périmètre de 784 millimètres. Pour les périmètres au-delà de la taille 1m.54, il n'est donné aucune instruction, et la décision est laissée à l'appréciation du médecin expert. L'instruction ministérielle n'indique également pas le manuel opératoire à suivre pour la mensuration thoracique, ce qui a pourtant son importance, ainsi que nous le verrons plus loin.

(1) Les sujets qui m'ont fourni les éléments de ce tableau sont les élèves de l'école normale de gymnastique de Joinville-le-Pont, d'un âge moyen de vingt-deux ans et déjà choisis dans leurs régiments, au point de vue de l'aptitude physique, pour être envoyés à cette école. Ce sont donc d'excellents éléments pour dresser de tels tableaux.

Rapports du périmètre thoracique à la taille

(1.011 sujets)

Tailles (en centimètres.)	155 à 160	160 à 165	165 à 170	170 à 175	175 à 180
Périmètres moyens (en centimètres).	84.7	85.6	86.7	88.6	91
Centimètres en sus de la demi-taille	4.7	3.1	1.7	1.1	1
Chiffres de sujets examinés.	193	309	326	135	48

Les chiffres donnés ici représentent ainsi que je l'expliquerai plus loin (voir chap. IV), le périmètre thoracique *minimum*, c'est-à-dire pris à l'expiration complète, tandis que, généralement, on mesure le thorax au milieu de sa course respiratoire, ce qui constitue une différence sensible dans les résultats et explique pourquoi ces moyennes périmétriques peuvent paraître si peu élevées.

2° *Rapport du périmètre thoracique au poids.* — La comparaison entre ces deux termes n'a de valeur, on le conçoit, que pour des tailles égales.

D'après mes recherches, j'ai constaté : 1° que le rapport du périmètre thoracique au poids est plus constant que le précédent ; 2° que le périmètre n'augmente pas cependant en proportion exacte avec le poids : plus le poids s'élève, moins le périmètre est proportionnellement élevé ; 3° qu'une augmentation périmétrique de 1 centimètre correspond environ à 1,5 kilogramme d'augmentation de poids.

3° *Rapports du poids à la taille.* — La taille atteint son accroissement définitif à une époque donnée (25 ans environ), tandis que le poids continue longtemps encore à augmenter; d'où la nécessité de tenir compte, dans la comparaison de ces deux termes, d'un troisième élément, l'âge.

La progression du poids, par rapport à celle de la taille, n'est pas constante : plus la taille s'élève, moins le poids est proportionnellement élevé. Si l'on prend, par exemple, une taille de 160 centimètres, dont le poids moyen, à 25 ans, est de 56 kilog. environ, et dont le rapport au poids sera, par conséquent, de 35, pour une taille de 180 centimètres, dont le poids moyen est de 70 kilogrammes au moins, le rapport ne sera plus que de 38,8.

J'ai trouvé que ce rapport pouvait assez justement être exprimé par la formule suivante :

« Pour avoir le *poids moyen* du corps chez un sujet de 25 ans environ, il suffit de diviser par 3 le chiffre représentant les *centimètres de taille en sus de* 150 et de retrancher le quotient ainsi obtenu du chiffre des *centimètres de taille en sus du mètre.* »

Exemples : pour une taille de 170 centimètres (20 : 3=6,66, à retrancher de 70 = 63,44 kilogr.); pour une taille de 183 centimètres (33 : 3 = 11, à retrancher de 83 = 72 kilogrammes).

Non seulement j'ai trouvé cette formule juste en la contrôlant par de nombreuses pesées, mais elle concorde parfaitement avec les résultats obtenus, au moyen de méthodes différentes, par d'autres auteurs qui ont dressé des tableaux de poids moyens correspondant aux différentes tailles.

Voici, entre autres, un tableau dressé par Quetelet (1) dont on peut comparer les chiffres avec ceux obtenus au moyen de cette formule :

TAILLES (mètres)	POIDS (kilogr.)
1,30	26,33
1,40	34,48
1,50	46,29
1,60	57,15
1,70	63,28
1,80	70.71
1,90	75,56

Pour nous résumer, nous pouvons maintenant dégager une *formule générale de la constitution normale.*

La *taille* servira de point de repère fixe. Le *périmètre thoracique* et le *poids moyens* sont déduits de la taille : si le périmètre est supérieur à la moyenne, le poids devra être augmenté dans la proportion de 1,5 kilogramme par chaque centimètre d'augmentation périmétrique.

Soit un adulte de $1^{m},75$. Son périmètre thoracique devra être, au *minimum*, égal à la demi-taille, plus 2 centimètres au moins, c'est-à-dire 87,5 centimètres, plus 2 = 89,5 centimètres; le poids devra être 25 : 3 = 8,33 à retrancher de 75 = 66,77 kilo-

(1) Cit. *in* Hygiène de Morache.

grammes; et, si le périmètre thoracique, au lieu de mesurer 89,5 centimètres, mesure 95, il y aura une augmentation de poids de 8 kilogrammes, soit 74 kilogrammes environ.

Toutefois, il ne faut pas se dissimuler que, comme moyen de jaugeage de la constitution, ces données ne doivent être acceptées qu'avec réserve, surtout quand on s'écarte des moyennes et qu'on les applique isolément à un sujet. Ce qu'il importerait d'interpréter à sa juste valeur, c'est la signification des écarts dans cette loi de proportionnalité.

Ce qui enlève également de la valeur à cette méthode d'expérimentation, c'est la difficulté de calculer exactement l'un des trois termes, le périmètre thoracique. Nous démontrerons plus loin cette vérité.

On peut affirmer, en outre, que cette proportionnalité n'est réelle qu'à un certain âge, et qu'à 20 ans, par exemple, si le périmètre thoracique est inférieur à ce qu'il devrait être logiquement, il ne faut pas s'en alarmer outre mesure ; ce retard est fréquent, mais le développement du thorax ne va généralement pas tarder à se faire et atteindre, sinon dépasser, la moyenne physiologique.

Signalons enfin, dès maintenant, ce fait important : qu'il n'existe aucun rapport entre le périmètre thoracique et la *capacité vitale* des poumons (1),

(1) On appelle *capacité vitale* des poumons la quantité *maxima* d'air qu'un individu est capable d'inspirer à un moment donné, et que l'on peut considérer comme l'indice de la valeur respiratoire du sujet.

qui a une valeur bien autrement importante, on le conçoit, que celle du périmètre thoracique. Or, chez un jeune homme de 20 ans, cette capacité vitale est en pleine croissance et augmentera jusqu'à 30 ans. Tous les auteurs sont d'accord sur cette question : *Bourgery*, dans son remarquable mémoire à l'Académie des Sciences (1), établit que la plénitude de la respiration dans les deux sexes est à 30 ans ; *Andral* et *Gavarret* (2), dans leurs dosages de l'acide carbonique exhalé aux divers âges, concluent que, chez l'homme, cette quantité croît de 8 à 30 ans, pour diminuer à partir de cet âge.

Aussi suis-je d'avis qu'il ne faut pas accorder une importance exagérée à ces méthodes de jaugeage de la constitution. Pour l'âge de 20 ans, par exemple, que nous envisagions plus spécialement tout à l'heure, si l'examen du sujet ne décèle aucune affection, si l'auscultation attentive des poumons ne laisse aucun soupçon de *tuberculose*, si son *habitus* extérieur n'est pas réellement médiocre, on peut jusqu'à preuve du contraire, le considérer comme bien constitué, malgré une étroitesse relative du périmètre thoracique; et c'est précisément chez de pareils jeunes gens que l'on appréciera l'action toute-puissante des exercices physiques, et qu'il faudra les conseiller.

C'est ainsi que, au point de vue du service mili-

(1) *Comptes-rendus de l'Académie des Sciences*, janv. 1843.
(2) *Ibid.*

taire, un sujet dont le périmètre thoracique est quelque peu inférieur à ces moyennes physiologiques pourra être déclaré bon pour le service actif, s'il se trouve au reste dans les autres conditions que je viens d'énumérer : il y a tout lieu de croire, en se plaçant même au point de vue de son intérêt, qu'il se développera aussi bien sous l'influence des exercices militaires que pendant le temps d'ajournement qu'il passera chez lui à travailler souvent plus durement qu'au régiment, et à vivre dans des conditions d'hygiène souvent aussi inférieures à celles de la caserne.

TEMPÉRAMENT. — « Le mot tempérament, dit encore Littré, a pris une signification plus générale et ne sert plus guère que pour désigner la constitution particulière de chaque individu : pris dans ce sens, il est à peu près synonyme de constitution. »

Il y aura rarement lieu, à mon avis, de tenir compte de la question de tempérament. Il est convenu, bien à tort, je crois, que chacun doit avoir son tempérament, et l'on s'efforce de le cataloguer dans une des quatre grandes classes adoptées : les *sanguins*, les *nerveux*, les *lymphatiques*, les *bilieux*. La grande majorité des individus ne présente aucun caractère suffisamment tranché de ces tempéraments ; on pourra, pour les consoler de cette mésaventure, leur déclarer qu'ils ont un tempérament *mixte*. J'ai satisfait bien des personnes de cette façon.

Le tempérament étant une manière d'être de la constitution, et non une infirmité ni une tare organique, je ne vois pas trop, sauf quelques cas rares, d'indications bien nettes à poser à ce sujet. Au reste, la simple observation vient à l'appui de cette opinion. Voyez les 700 gymnastes que l'on forme chaque année à l'école de Joinville-le-Pont : il y en a évidemment de tous les tempéraments. Or, ils exécutent tous exactement les mêmes exercices (qui sont des plus variés), et cela, je l'affirme, sans préjudice pour leur santé ; bien au contraire. On voit donc que la question de tempérament peut être, le plus généralement, négligée.

Sexe. — Chez la femme, les exercices violents doivent être proscrits ; il n'est ni dans sa nature ni dans son rôle social de faire de l'acrobatie et de développer sa musculature.

Mais on se gardera bien de tomber dans l'extrême et de favoriser cette tendance de beaucoup de femmes au repos et au manque d'exercice, tendance accrue par les conditions sociales dans lesquelles elles vivent, et qui, chez certaines races (Orientaux, Israélites), s'est exagérée au point de faire de l'inaction absolue une règle de conduite pour elles.

Dans ce siècle de surexcitation nerveuse où nous vivons, les exercices physiques sont indispensables à la femme : on les exigera, et on les choisira parmi ceux qui sont les plus en rapport avec son sexe et ses occupations.

État de santé. — Si la question de tempérament paraît ne devoir influer que bien médiocrement sur la ligne de conduite à tenir dans le choix des exercices physiques, il n'en est pas de même de l'état de santé.

D'une façon générale, les affections chroniques des organes thoraciques (poumons, cœur, gros vaisseaux) s'opposent à tout effort violent et soutenu. Il ne faut pas oublier que l'intégrité des poumons et du cœur constitue la condition indispensable des exercices gymnastiques : vouloir passer outre c'est hâter la marche de la maladie et exposer le sujet à de graves accidents. Donc, en cas de moindre doute, faire constater par un médecin l'intégrité absolue de ces organes importants.

Certaines affections des centres nerveux, les névroses principalement (*hystérie*, *danse de Saint-Guy*, etc.) retirent un bénéfice considérable de la gymnastique et de l'exercice en général ; il en est de même de plusieurs maladies générales, telles que l'*anémie*, le *diabète*, la *goutte*. Quant aux affections si multiples des autres organes, et que nous ne pouvons énumérer ici, les indications varieront, on le conçoit, avec la nature et le degré de la maladie, dont le médecin doit être seul juge.

Dans les affections chirurgicales des membres, une gymnastique rationnelle, répondant à une indication précise, constitue un moyen thérapeutique de la plus haute valeur. Ici, comme pour tous les cas qui se rattachent à la gymnastique orthopédique, ce sera le médecin qui indiquera la nature et la limite des exercices à employer. Le professeur veillera à leur parfaite exécution, et son rôle le plus important sera souvent de surveiller la progression, absolument croissante et régulière, de ces exercices, et de s'opposer, pour éviter tout mécompte, à cette tendance des malades à vouloir sortir de cette sage lenteur pour arriver plus rapidement au but.

Climats. — Doit-on recommander les exercices physiques sous tous les climats? Oui, mais, comme il est facile de le penser, leur utilité varie sensiblement selon les latitudes : ils sont surtout utiles dans les climats froids et tempérés.

En dehors de leur rôle principal, qui est d'activer les phénomènes de nutrition, les exercices physiques agissent, d'une façon puissante, sur les fonctions de la peau; et c'est précisément en assurant le parfait fonctionnement de cet organe important qu'ils nous délivrent ou nous préservent d'affections diverses, si fréquentes dans nos pays, causées par les troubles de la sécrétion cutanée. Or, dans les pays chauds, la peau est au contraire le siège d'une suractivité fonctionnelle exagérée (je parle surtout ici des habitants de nos latitudes transportés dans ces climats) : il n'y a donc aucune indication, comme dans nos pays, à exagérer encore l'activité de cette fonction, ce qui tendrait à augmenter la débilité et l'anémie qui s'emparent là-bas si volontiers des Européens. En outre, le rapport intime qui existe entre l'activité respiratoire et la chaleur animale explique suffisamment le besoin d'une énergie moindre des poumons.

Cependant, là-bas comme ici, l'inertie est funeste à la santé. Il faudra donc recourir à une pratique modérée, et choisir les heures de la journée où le travail physique est le moins pénible et entraîne la sudation la moins abondante, c'est-à-dire une heure matinale.

Au reste, ce seront les conditions climatériques de chaque localité (variables, on le sait, sous la même latitude), qui fourniront les meilleures indications. Il est parfaitement possible à l'Européen de s'entraîner progressivement, sous ces climats, à supporter sans conséquences fâcheuses une pratique assez sérieuse d'exercices physiques. J'ajoute même que cette pratique sera d'autant plus utile à l'Européen que, dans les colonies, il ne s'emploie guère généralement qu'à des professions sédentaires.

CHAPITRE II

Pratique des exercices physiques

Pour compléter les connaissances d'hygiène que nous venons d'exposer à propos des indications des exercices physiques, il ne nous reste plus que quelques considérations sur le vêtement de travail, l'heure, la durée, le choix des exercices et l'hygiène générale du travail.

VÊTEMENTS. — Ce que je vais dire du vêtement s'applique surtout à ces séances, de durée restreinte, pendant lesquelles on développe un travail réellement intensif comme, par exemple, dans la leçon d'armes ou de gymnastique.

Un vêtement spécial est de rigueur. Vouloir travailler dans son costume de ville est un luxe coûteux et gênant ; c'est en outre une habitude dangereuse, car les vêtements mouillés par la sueur doivent être absolument quittés après le travail.

La qualité indispensable de ce vêtement de travail c'est d'être perméable à l'air, suffisamment ample et léger, pour n'entraver en rien le jeu des membres et ne pas causer, par son poids ou son imperméabilité, une sudation excessive. On a recours généralement aux tissus de flanelle, mais j'estime que le simple costume de toile est suffisant et doit même être préféré au point de vue pratique. Il ne faut pas oublier, en effet, que ce costume est destiné à être souillé par la sueur et devra être l'objet de fréquents lavages, ce qui recommande l'usage de la toile. Il sera composé, en dehors du pantalon, soit d'une blouse dont l'extrémité inférieure sera enserrée dans le pantalon, soit de préférence, d'une veste courte qui devra être reliée au pantalon, du moins pour certains exercices, et principalement les agrès, par une large ceinture, dite *ceinture de gymnastique*.

La ceinture de gymnastique a pour but principal de supprimer toute partie flottante du vêtement qui pourrait s'accrocher pendant le travail aux agrès et causer une chute. En outre, cette ceinture protège efficacement contre les refroidissements les parties sous-jacentes (précisément très impressionnables au froid) ; la boucle dont elle est munie permet au professeur de soutenir le gymnaste dans certains exercices périlleux. Je crois la ceinture de gymnastique également très utile dans la course, pendant laquelle elle soutient les organes abdominaux, empêche leur ballottement et, par suite, les tractions que des organes pesants comme le foie (1.500 à 2.000 gr.) et la rate (200 à 250 gr.) exercent sur leurs ligaments suspenseurs (cause probable du *point de côté*).

La blouse, qui a l'inconvénient de remonter facilement et de sortir du pantalon, trouvera son indication dans certains sports (la vélocipédie, par exemple).

Au-dessous de ce costume (toile ou flanelle), il est utile de porter immédiatement sur la poitrine un vêtement de flanelle, de préférence du modèle du gilet dit *de marin* (c'est-à-dire sans col ni manches). Ce gilet de corps remplacera absolument pendant les exercices la chemise blanche, laquelle ne sera reprise qu'avec le costume de ville : de cette façon, le gymnaste, après s'être essuyé le corps, sortira parfaitement sec de la séance de travail. Ce qu'on doit surtout éviter c'est, on le sait, de sortir du travail avec des habits mouillés, et la chemise de toile est particulièrement dangereuse à ce point de vue.

Si l'on ne peut se mettre dans les conditions indispensables d'hygiène que je viens d'indiquer, il est préférable de rester tranquille : le bénéfice de la gymnastique ne saurait, en effet, être opposé aux accidents graves qui peuvent survenir dans ces cas, principalement du côté des poumons (pleurésie, fluxion de poitrine), lesquels une fois atteints mettent le plus souvent le gymnaste pour toujours hors d'état de reprendre ses travaux.

Les chaussures de cuir sont lourdes, trop chaudes, et ne conviennent pas pour beaucoup de sports ; le talon qui les garnit peut être cause d'accidents (entorses) dans les sauts et les chutes. On préférera les sandales dans la plupart des exercices.

Les guêtres peuvent être utiles, tant pour fixer l'extrémité inférieure flottante du pantalon que pour maintenir plus solidement l'articulation du cou-de-pied ; dans certains exercices elles seront plutôt un obstacle à la liberté du mouvement de flexion du pied, et devront être abandonnées.

Si les exercices ont lieu en plein air ou dans des hangars ventilés, il est prudent de se couvrir la tête d'une toque très légère.

HEURES DES EXERCICES. — Toutes les heures de la journée sont bonnes, à condition, toutefois, d'observer scrupuleusement le précepte de ne pas se livrer aux exercices de force et de vitesse immédiatement après le repas. Un travail violent, à pareil moment, aurait grande chance d'arrêter la digestion et d'entraîner une indigestion grave avec tout le cortège d'accidents sérieux qui peuvent en être la conséquence.

Au reste, il suffit de se rappeler que les exercices de force, ainsi que certains exercices de vitesse, nécessitent l'intervention de l'effort : or le danger de l'effort s'accroît singulièrement durant l'état de réplétion de l'estomac. Par contre, on peut dire que les exercices de fond (qui ne réclament pas l'effort) ne présentent pas ce danger : c'est ainsi que la marche, qui est le type par excellence de cette catégorie d'exercices, est loin d'être défavorable immédiatement après le repas ; mais encore faut-il que son allure soit modérée.

Après le repas, un moment de repos absolu est utile chez l'homme, comme chez beaucoup d'animaux : il se produit volontiers à ce moment un besoin naturel, parfois irrésistible, de repos qu'il faut savoir respecter, et qui se traduit par une torpeur physique et intellectuelle, ainsi que par la tendance au sommeil. Ce sommeil connu sous le nom de *sieste*, pour être réellement hygiénique doit être de courte durée (une demi-heure environ), et il ne sera tel que s'il est commencé immédiatement après le repas : à une certaine distance du repas, cette sieste perd son caractère réparateur pour se convertir en un sommeil lourd et prolongé, dont on se relève généralement brisé et mal à l'aise.

Il est également prudent de ne pas se mettre à table immédiatement après le travail : il faut attendre quelques instants pour permettre à la circulation du sang et à la respiration de reprendre leur rythme normal et à la surexcitation générale de s'apaiser.

La matinée paraît le moment généralement le mieux indiqué pour les exercices physiques. Mais, comme les conditions d'existence sont loin de permettre à chacun de disposer de cette partie de la journée, habituellement vouée au travail, bon nombre de gymnastes se livrent à leurs exercices quotidiens dans la soirée, après le dernier repas. Ce moment de la journée a ses avantages : l'exercice physique est suivi d'un sommeil réparateur, accru par cette lassitude qui accompagne tout travail corporel. En se plaçant à un point de vue moral, ce travail du soir a l'énorme avantage d'occuper d'une façon si utile la soirée, employée par tant de désœuvrés à des séances d'estaminets, aussi nuisibles à la santé qu'à la bourse.

Durée des exercices. — Ce n'est pas dans une durée prolongée et excessive du travail quotidien qu'on trouvera réellement le bénéfice des exercices physiques, mais bien plutôt dans la continuité, l'assiduité, l'accomplissement rigoureux d'un tableau de travail exécuté, chaque jour, sans défaillance, autant qu'il sera possible. C'est plutôt dans la valeur des exercices qu'il faut s'appliquer à apporter de la progression que dans la durée.

Si nous considérons les exercices gymnastiques proprement dits, un travail quotidien d'une demi-heure à une heure au plus me paraît suffisant. Mais on ne doit pas se dissimuler qu'il faut de l'énergie et de la volonté pour lutter contre ces périodes de défaillance qui sont la conséquence habituelle de tous travaux réguliers et peu variés, et qu'on sait être libre de pouvoir facilement négliger. Le meilleur moyen d'éviter ces défaillances sera de rompre la monotonie en menant de front et alternant des exercices différents.

Le bénéfice des exercices physiques sur nos organes, tel que le développement musculaire et celui de la fonction pulmonaire, sont des résultats durables, définitivement acquis ; mais il y a forcément de ce côté, à un moment donné, un temps d'arrêt qui survient plus ou moins vite selon la nature et la durée du travail. Est-ce à dire que l'on doive alors se reposer? Non, car le but réel des exercices physiques, qui est l'amélioration de la santé par accroissement de l'activité nutritive, est un résultat continu, subordonné au travail de chaque jour. Aussi les exercices physiques doivent-ils être de tous les âges : il n'y a aucune limite à leur durée.

Du choix des exercices. — Tous les exercices physiques sont salutaires au corps. En tenant compte des données générales d'hygiène que nous avons indiquées, concernant l'âge, le sexe, etc., on voit que néanmoins il ne reste que l'embarras du choix.

Je crois utile cependant d'insister plus spécialement sur les points suivants :

1° Les exercices doivent être variés. Cette condition est indispensable pour ne pas entraîner un dégoût rapide, ainsi que pour remplir le précepte suivant :

2° Tous les muscles du corps doivent être utilisés, ce qui élimine l'usage exclusif de certains exercices (agrès, escrime, danse, etc.). Sans doute, on aura peu de chance avec cette méthode d'arriver au fini et à la perfection dans tel ou tel sport; mais, si l'on considère les exercices physiques, comme nous le faisons ici, au point de vue rationnel et hygiénique, cette objection est de maigre valeur.

3° Les exercices doivent être gradués ; ici, comme en tout, la méthode seule permet d'atteindre plus rapidement et sans danger le but.

4° Les exercices violents doivent être, d'une façon générale, rejetés ; on peut nier leur utilité, et toujours y suppléer par d'autres.

Les exercices au grand air, comme la marche

en terrain plat et accidenté, la course, la chasse, l'équitation, etc., doivent être préférés, sans contredit, à l'enseignement pédagogique des gymnases. Ce qui fait la valeur indiscutable de la séance de gymnase, c'est l'économie de temps, car le travail intensif que l'on y développe procure relativement en peu de temps le résultat qui aurait demandé de longues heures avec un autre exercice sportique.

Cependant, au point de vue d'une éducation physique complète, les exercices en plein air que nous venons de citer encourent, pour la plupart du moins, le reproche de ne s'adresser qu'à une catégorie de mouvements. Il est bien évident que le chasseur, le marcheur, font un excellent exercice; mais il est à désirer qu'il soit complété par quelques autres pratiques capables de développer également à un certain degré l'agilité, l'adresse et la musculature des régions supérieures du tronc. C'est également le cas de la plupart des travailleurs de force, du paysan par exemple : lorsqu'il a cultivé toute une journée son champ, il s'est livré, évidemment, à un travail physique de premier ordre; cependant ce même paysan bénéficiera avantageusement de quelques pratiques gymnastiques capables de lui délier quelque peu les membres, de lui donner l'agilité et la grâce qui font tellement défaut à cette catégorie de travailleurs, dont la *lourdeur* est caractéristique. Et ce résultat est facile à obtenir, par exemple, au moyen de quelques mouvements élémentaires aux barres parallèles, de quelques tractions à la barre fixe, etc.

On est beaucoup trop porté à faire le mot gymnastique synonyme d'agrès et de portique. Une gymnastique rationnelle et hygiénique peut se passer de la plupart de ces engins, dont je suis loin cependant de nier l'utilité et surtout la commodité. Quelqu'un, par exemple, qui joint à l'entraînement de la marche la pratique des exercices d'assouplissement, à la portée de tous, ou mieux celle de la boxe française (ce composite émérite d'assouplissements), plus quelques travaux des membres thoraciques au moyen d'agrès faciles à installer (échelle, barres fixes et parallèles), celui-là, on peut l'affirmer, aura un corps parfaitement souple et entraîné. Pousser plus loin n'est certes pas nuisible, mais devient alors un vrai travail d'amateur.

Hygiène générale du travail. — Les gymnases sont installés en plein air ou sous des hangars. Le travail en plein air est préférable au point de vue hygiénique, et ne paraît contre-indiqué qu'en cas de pluie ou de vent assez fort pour causer le refroidissement rapide du corps en sueur. Le plein air, en outre qu'il est plus hygiénique, est certes moins dangereux que les courants d'air sournois des hangars, et cela quelle que soit la saison. A l'École de Joinville, on travaille toute la journée et durant toutes les saisons en plein air (1); les accidents imputables aux refroidissements y sont quasiment inconnus, et cependant l'élève se contente, aussitôt le travail terminé, de revêtir sa capote sur ses habits de travail (uniquement de toile). Tant que le gymnaste travaille, il n'a rien à craindre : le seul danger pour lui, en présence du froid, c'est l'inaction suffisamment prolongée et l'absence de réaction. Il en est pour lui comme pour le marcheur qui, durant plusieurs heures, est exposé à une pluie battante : si, aussitôt arrivé, il se sèche et change d'habits, il ne peut que retirer profit de sa course au point de vue de la santé.

Aussi, dans la vie militaire, devra-t-on éviter avec soin, surtout pendant la mauvaise saison, de condamner le soldat, qui vient de se livrer à quelque exercice violent, à l'immobilité prolongée en plein air (théorie, fixité dans le rang, etc.) : il doit pouvoir rentrer de suite dans sa chambre pour s'essuyer et changer de vêtement.

Le froid atteignant le corps en sueur est donc la seule chose à craindre, et il est toujours facile de s'en préserver : à la moindre sensation de froid, quelques mouvements énergiques ont bien vite rétabli l'activité de la circulation et la chaleur du corps. C'est, du reste, un sentiment naturel et de conservation de l'être, que de réagir par l'exercice contre le froid, et les accidents, on peut le dire, sont toujours la conséquence d'une imprudence

(1) Pendant le rude hiver 1890-91, les élèves de l'Ecole n'ont jamais cessé de travailler sur le stade de la Faisanderie.

ou d'autre circonstance particulière dont la victime se rend parfaitement compte.

Pour que le froid nuise, il faut que son action soit suffisamment prolongée : témoin la douche glacée que l'on peut prendre impunément en pleine transpiration. En aucun moment cependant l'action de l'eau froide n'est plus vive que lorsque le corps est baigné de sueur, et pourtant jamais elle n'est plus profitable. C'est là, peut-être, l'agent modificateur le plus énergique que possèdent l'hygiène et la thérapeutique, et dont l'innocuité est cependant établie par l'expérience journalière. Il s'agit, bien entendu, de douche bien prise et comprise, c'est-à-dire excessivement rapide (quelques secondes) et suivie d'une réaction franche, soit survenant naturellement, soit provoquée ou activée par la marche ou tout autre exercice. Aussi ne saurait-on conseiller rien de plus salutaire aux gymnastes que de terminer leurs exercices par une affusion d'eau froide : c'est doubler le bénéfice des exercices physiques.

Inutile d'insister sur le danger de l'usage des boissons froides pendant que le corps est en sueur : il est connu de tous. Cette sensation si pénible de la soif, surtout pendant les exercices des mois d'été, le meilleur moyen de lutter contre elle, c'est de ne pas la satisfaire : au bout de peu de temps, et avec bien peu d'énergie, on arrivera à faire disparaître sinon le besoin, du moins la souffrance qu'elle entraîne.

En tous cas, le liquide ingéré ne doit jamais

être trop froid ; on doit en absorber le moins possible, lentement et par petites gorgées. Quant aux choix de la boisson elle-même, je l'abandonne au goût de chacun, en indiquant de préférence un liquide légèrement alcoolisé (de la bière coupée d'eau, par exemple).

CHAPITRE III

Résultats des exercices physiques

Nous allons rappeler rapidement, pour bien faire comprendre l'action et les résultats des exercices physiques, le fonctionnement de la *machine animale*.

Le corps humain est une machine formée par une réunion de rouages ou *organes*, tous indispensables à son bon fonctionnement et solidaires les uns des autres. Cette machine humaine peut être en tous points comparée à un de nos moteurs à vapeur de l'industrie, composé de foyer, chaudière, robinets, soupapes, etc., parties qui constituent en réalité des organes. Pour lui comme pour nous, supprimer une de ces parties, c'est la mort.

Pour la machine il faut du charbon dans le foyer; pour nous, des aliments dans le tube digestif.

Ce charbon sera élaboré par le feu : nos aliments le seront par les sucs et le travail de la *digestion*, puis versés ensuite dans le sang, qui les transporte partout pour constituer les divers tissus (*nutrition*).

De part et d'autre, le résultat de cette élaboration va produire de la chaleur. Or, pour toute combustion, besoin absolu de l'*oxygène*, gaz comburant par excellence, qui entre dans la composition de l'air atmosphérique. Le charbon introduit dans le foyer de la machine est en contact direct avec l'air atmosphérique par les orifices ménagés : dans la machine humaine, c'est un agent intermédiaire, le sang (*circulation*), qui va s'emparer, au moyen de ses *globules*, de l'oxygène de l'air atmosphérique dans la profondeur des poumons (*respiration*).

Le sang transporte cet oxygène dans l'intimité de nos tissus, où se produisent des combinaisons de ce gaz avec les matériaux fournis par la digestion : de cette action chimique (véritable combustion) résulte un dégagement de chaleur (*chaleur animale*, dont le degré se maintient constant, 37°,4 centigrades).

Puis élimination de l'excès de chaleur et de tous les résidus de cette combustion, élimination aussi indispensable pour notre corps que le nettoyage, curage des déchets, fonctionnement des robinets et soupapes pour la machine industrielle. Chez nous, cette élimination s'effectue par de nombreuses portes de sortie (*sécrétions*), telles que l'urine, la sueur, les matières fécales, etc.

Enfin chez l'être vivant, le *système nerveux*, qui préside au fonctionnement de ces divers organes, nous donne l'autonomie fonctionnelle qui nous distingue en réalité des machines et nous permet de nous commander à nous-même (*volonté*). En outre de la volonté, d'autres facultés (*mémoire*, *intelli-*

gence, instinct), dépendances également et perfectionnements de ce système nerveux.

Voilà esquissée la *vie végétative* du corps humain. Mais nous possédons en outre une deuxième vie, la *vie de relations*, représentée par l'*appareil locomoteur*, qui est directement mis en jeu dans les exercices physiques ; en apparence, indépendant de la vie végétative par son fonctionnement, cet appareil locomoteur retentit néanmoins profondément sur tous les organes du corps.

Comment des exercices physiques arrivent-ils à agir sur l'ensemble de la machine animale, bien que ne mettant en jeu que son appareil locomoteur? Par deux moyens : 1° en activant les phénomènes de la nutrition ; 2° en activant ceux d'élimination ; c'est-à-dire en augmentant le rendement de la machine par la suractivité fonctionnelle et en produisant une combustion plus parfaite des déchets et un nettoyage plus complet.

La filière normale de ces résultats est facile à saisir. L'augmentation de travail du muscle a comme corollaire forcé un besoin d'aliments plus abondants, d'où accroissement des fonctions digestives. Qui est chargé de transporter ces aliments, ainsi que l'oxygène destiné à les brûler? Le sang ; d'où activité plus grande de la circulation. Et, le mouvement circulatoire activé, la fonction pulmonaire doit se développer parallèlement, pour fournir la plus grande quantité d'oxygène nécessaire. Voilà donc trois grandes fonctions dont le travail est accru. Mais par suite de l'enchaînement parfait entre toutes les fonctions du corps, les autres organes vont également bénéficier de ce surcroît de vitalité.

En vertu de ce contraste bien établi entre la suractivité physique et celle des centres nerveux, le système nerveux, si délicat, et dont l'équilibre est si instable, va trouver une heureuse sédation, proportionnée au surcroît de travail imposé à l'appareil locomoteur ; et non seulement il s'améliorera sous l'influence de cette sédation, mais aussi en bénéficiant du bon état fonctionnel des autres organes avec lesquels il est en rapport intime. Un grand nombre d'affections nerveuses, il ne faut pas l'oublier, ont souvent leur point de départ dans un organe fort distant des centres nerveux et sans connexion apparente avec eux.

Quant aux organes qui composent l'appareil locomoteur (os, muscles, articulations), ils éprouvent d'importantes modifications. Le travail les perfectionne, et la perfection pour eux c'est l'augmentation dans le rendement, qui se traduit par l'augmentation de volume.

Les muscles principalement augmentent non seulement de volume, mais encore de contractilité (1) ; en outre, leur éducation se fait rapidement, et la machine animale réalise de ce chef une

(1) On nomme *contractilité* la propriété que possède le tissu musculaire de se raccourcir : cette propriété lui appartient en propre et ne dépend pas du système nerveux, qui ne fait que la mettre en jeu. Ainsi un muscle complètement séparé du corps se contracte sous l'action d'excitants divers (électricité, pincements, brûlures, etc.)

économie considérable, en ne mettant en jeu que les muscles utiles à tel exercice (1).

Toutefois le développement musculaire, ainsi que nous le signalons au précédent chapitre, a une limite. J'ai eu l'occasion d'observer ce qui suit, à l'école de Joinville-le-Pont, sur des sujets qu'on pouvait suivre pas à pas dans leur carrière de gymnastes, ininterrompue un seul instant. Le développement musculaire a lieu progressivement pendant un temps donné seulement, temps évidemment relatif à la quantité de travail fourni ; dans le cas actuel (travail quotidien d'une durée de plusieurs heures), une période de cinq ans paraît suffisante pour obtenir le développement musculaire *maximum* du sujet ; puis une période stationnaire, moins longue qu'on pourrait le croire, pendant laquelle la musculature persiste avec sa belle apparence extérieure, c'est-à-dire pendant laquelle le sujet brûle constamment, par son travail quotidien, ce qu'il absorbe, et ne constitue pas de réserves (graisse) ; enfin survient une troisième période, l'empâtement, où, malgré la continuité du travail quotidien, le tissu graisseux reprend le dessus avec l'âge, et les belles formes athlétiques s'effacent. C'est là un

(1) C'est ce qui explique comment un grand nombre de mouvements gymnastiques, pour lesquels on développait au début une énergie considérable, s'exécutent facilement en quelques jours ; or, en si peu de temps, ce n'est pas sur le compte de l'augmentation de la force musculaire qu'il faut mettre le résultat obtenu, mais sur la façon raisonnée dont la machine humaine dispose de ses forces motrices.

résultat fatal de l'âge : plus l'homme vieillit, moins le travail de nutrition est énergique (les tissus, étant constitués, n'ont besoin que de se maintenir, et non plus de s'accroître), et l'apport, presque toujours en excès pour les besoins, permet au tissu de réserve (graisse) de se développer.

Les articulations acquièrent leur maximum d'amplitude et finissent par permettre la plus grande étendue possible des mouvements physiologiques (1).

Un point de vue qui n'est pas à négliger dans la considération des résultats obtenus, c'est celui de l'orthopédie. S'il est des sports déformants, on peut affirmer que la majorité des exercices physiques, et surtout leur ensemble, ont l'influence la plus heureuse sur le redressement du squelette : ils donnent la grâce et la correction qui fait si souvent défaut principalement aux personnes vouées à des professions aux attitudes déformantes.

J'avais été frappé, pendant la visite d'incorpo-

---

(1) L'amplitude physiologique des mouvements d'une articulation peut être dépassée, ainsi qu'on le constate journellement chez les acrobates. C'est là un résultat de l'entraînement sur des articulations jeunes et susceptibles d'être déformées ; vous ne ferez jamais un *homme-serpent* avec un élève de trente ans.

Par contre, l'immobilité absolue (ankylose) des articulations survient très rapidement à tout âge comme résultat du repos complet de l'organe ; c'est là le grand danger des membres immobilisés dans des écharpes ou des appareils à la suite d'un accident.

ration des élèves d'un cours de gymnastique, de la quantité qui se présentait avec une surélévation parfaitement marquée de l'épaule gauche. Je n'ai pas pu, du reste, expliquer suffisamment ce fait, car ces sujets appartenaient à des professions différentes (toutefois beaucoup étaient cultivateurs) : je crois cependant que cette apparence extérieure est due à une chute de l'épaule droite (celle du côté du bras qui travaille le plus) ainsi que cela se rencontre chez les escrimeurs. Je pris note de ces élèves et trouvai la proportion énorme de 74 sur 302, soit 24.5 p. 100. Au départ (cinq mois et demi après), je revis ces 74 élèves et en trouvai 37 de corrigés, soit la moitié. J'ajoute qu'aucun de ces élèves n'était prévenu de l'observation dont il était l'objet.

Parlons maintenant d'un autre résultat, tout aussi important que les précédents : c'est l'amélioration survenue dans l'élimination des déchets.

Ces déchets, qui arrêtent nos machines industrielles par encrassement et simple action mécanique, agissent sur le corps humain par empoisonnement : aussi l'élimination régulière de ces déchets est-elle la condition indispensable de notre santé. Les portes de sortie de ces poisons (sécrétions) sont nombreuses; les plus importantes sont la sueur, l'urine, l'expiration pulmonaire, la défécation.

Signalons, au nombre de ces éliminations, celle de la chaleur animale en excès, élimination qui s'opère principalement par la peau (1) (transpiration insensible et sueur); d'où importance énorme de la fonction cutanée dans le mécanisme de la machine animale, et, par suite, des procédés capables de la bonifier (propreté corporelle, hydrothérapie, exercices physiques).

L'exercice a enfin l'avantage de fondre le tissu graisseux. La graisse est un tissu d'épargne, fort variable, comme on le sait, dans son accroissement et sa diminution. Ce tissu a l'inconvénient, au point de vue spécial qui nous occupe, d'entraver par son excès le jeu des muscles : sous le nom de *tissu cellulaire sous-cutané*, il forme sous la peau une couche continue, véritable écran qui s'oppose à l'élimination de la chaleur animale produite en excès pendant les exercices physiques (2).

J'ai dit plus haut que l'importance de nos divers organes devait être regardée comme d'égale valeur. Oui, à un point de vue relatif, à cause de l'enchaînement parfait de ces rouages. Cependant il est assez visible que la fonction dont l'importance prime les autres, c'est celle de la respiration. C'est

(1) Le mécanisme de la réfrigération du corps par la transpiration est le même que celui de ces vases de terre poreuse appelés *alcarazas* : la sueur vient sourdre continuellement à la surface de la peau (*moiteur* de la peau), et son évaporation amène le refroidissement du corps qui serait sans cela rapidement surchauffé par la production incessante de la chaleur animale.

(2) Ce qui explique la sudation si rapide chez les personnes obèses et l'épaisse couche de graisse que l'on rencontre chez les habitants et les animaux des régions arctiques.

ainsi que l'on conçoit assez volontiers que la circulation du sang devienne plus active, car il ne suffit, pour obtenir ce résultat, que d'un travail plus énergique de l'organe central, le cœur ; tandis que pour obtenir la plus grande quantité d'oxygène nécessaire, il faut, si le nombre des mouvements respiratoires ne s'accroît pas, une capacité pulmonaire plus grande. Et c'est là, en effet, le résultat le plus remarquable de l'exercice : chez un sujet entraîné, le nombre des mouvements respiratoires a diminué, et l'amplitude pulmonaire s'est considérablement accrue (1). Comment se fait cette augmentation ? Est-ce le poumon lui-même qui acquiert plus de volume, comme le muscle par exemple, ou est-ce le résultat d'une augmentation de la capacité de la cage thoracique ?

Pour ne pas faire de répétitions, nous renvoyons l'explication de cette question au chapitre suivant, où elle sera développée à propos de la constatation des résultats des exercices physiques.

---

(1) Voir Chapitre IV.

CHAPITRE IV

Constatation des résultats des exercices physiques

En dehors de la simple constatation de l'amélioration de la constitution et de l'état de santé sous l'influence des exercices physiques, on s'est efforcé de contrôler les résultats obtenus au moyen de divers procédés. Ce sont :

Pour le développement de la fonction pulmonaire :

1° La mesure du périmètre thoracique, au moyen du *ruban métrique ;*

2° La mesure des diamètres thoraciques, au moyen de *compas d'épaisseur* ;

3° La reproduction de la forme du thorax, au moyen de conformateurs ou *thoracomètres ;*

4° La mesure de la course respiratoire du thorax, au moyen du *pneumographe* (1);

---

(1) Instrument composé d'une ceinture que l'on fixe à la base de la poitrine et qui suit les mouvements respiratoires : ceux-ci sont transmis à un *appareil enregistreur*.

5° La mesure de la capacité pulmonaire, au moyen du *spiromètre* (1);

Pour le développement des muscles : la mensuration au *ruban métrique* ;

Pour le poids : les pesées avec la *bascule*;

Pour l'intensité de la force musculaire : les *dynamomètres*.

De ces divers moyens de contrôle, les uns ressortissent plus spécialement aux travaux de laboratoire, et leur usage ne saurait être facilement généralisé (pneumographes, spiromètres, thoracomètres). Les autres sont d'un emploi plus simple et d'un outillage plus pratique, ils doivent être connus et employés par les professeurs et amateurs soucieux de surveiller les progrès physiques accomplis.

Reste à établir leur valeur réelle; c'est ce que je vais développer à présent, en m'appuyant sur l'expérience personnelle que j'ai acquise dans la pratique de ces questions.

DÉVELOPPEMENT DE LA FONCTION PULMONAIRE. PÉRIMÈTRE THORACIQUE ET CAPACITÉ VITALE DES POUMONS. — Disons, tout d'abord, qu'on admet volontiers que les exercices physiques augmentent les dimensions du périmètre thoracique, et que ce

(1) Appareil construit sur le modèle des *gazomètres :* les modifications de l'air intérieur produites par le sujet, qui respire dans l'appareil par l'intermédiaire d'un tube, sont marquées par un indicateur mobile qui circule sur une échelle graduée.

dernier peut renseigner sur la capacité vitale des poumons ; nous allons voir que cette assertion est loin d'être justifiée.

Qu'espère-t-on apprécier au moyen du périmètre thoracique? Le volume des poumons, en se basant logiquement du reste, sur le rapport constant du contenant au contenu ; de même que l'on a cru pouvoir déduire de l'enveloppe extérieure, par la mensuration du crâne, le volume du cerveau. Or l'on sait combien cette donnée, mal interprétée par Gall dans son système des *localisations cérébrales*, l'a conduit à une doctrine absolument erronée.

Malheureusement il n'existe aucun rapport constant entre le périmètre thoracique et la *capacité vitale* des poumons ; et c'est bien la quantité d'air qui pénètre à chaque mouvement respiratoire qu'il est important de définir, et non le volume absolu de l'organe. La comparaison la plus simple pour bien faire saisir cette distinction capitale est celle que l'on peut établir entre deux soufflets, l'un gros mais moins mobile, l'autre petit mais ayant un jeu très étendu : il est bien évident que c'est ce dernier qui mettra le plus d'air en mouvement. C'est donc la capacité vitale qu'il importe de calculer.

Voilà l'importance du périmètre thoracique déjà singulièrement réduite. Voyons maintenant ce que vaut réellement cette mensuration pratiquée au ruban métrique, en tant que procédé exact d'investigation ; s'il s'agit, par exemple, d'établir une comparaison entre plusieurs mensurations d'un même thorax, faites à des époques différentes, comme je l'ai pratiqué à l'école de Joinville-le-Pont, en mesurant les périmètres thoraciques des élèves de la division de gymnastique au commencement et à la fin de chaque cours (cinq mois et demi d'intervalle).

On a indiqué comme emplacement du ruban métrique une ligne horizontale passant par les deux mamelons, qui constitue, il est vrai, un point de repère constant pour les observations ultérieures. C'est se créer une première cause d'erreur : le paquet des muscles *pectoraux* englobés dans ce circuit est beaucoup trop considérable et fort variable chez les divers sujets; en outre, l'angle inférieur de l'*omoplate*, plus ou moins saillant, se trouve également compris dans ce périmètre. Aussi je crois que le trajet le plus rationnel est celui qui passe immédiatement au-dessous du bord inférieur des muscles *pectoraux*. Cette ligne est celle qui évite le plus les grosses couches musculaires, et, de plus elle évite l'angle des omoplates. Le bord inférieur des *pectoraux* fournit un point de repère suffisant pour que l'on puisse faire passer le ruban métrique au même endroit dans les diverses observations. Quant à la position du ruban sur la face postérieure de la poitrine, je me suis toujours contenté d'observer l'horizontalité la plus parfaite possible; on pourrait, au besoin, prendre un point de repère fixe sur l'*apophyse épineuse* d'une *vertèbre dorsale*, ce qui est un moyen peu pratique si l'on a un certain nombre de sujets à examiner, à cause de la difficulté de compter les vertèbres.

Or, si vous mesurez, en prenant toutes les précautions désirables, avec le même ruban, plusieurs fois de suite le même individu, en retirant et replaçant chaque fois le ruban métrique, vous constaterez souvent des écarts fort sensibles dans les résultats ; ce qui tient évidemment à la mobilité du thorax. Il faudrait, en effet, trouver un *moment fixe*, toujours le même, pour les diverses observations, et il n'en existe pas de suffisamment précis. Après bien des essais, j'ai adopté pour cette mensuration l'expiration naturelle la plus complète du poumon, obtenue en faisant compter à haute voix le sujet, une fois le ruban placé, jusqu'à *trente* et sans respirer (1).

(1) Voici le mode opératoire que je me permettrai de conseiller : Le sujet se présente les bras étendus horizontalement en dehors ; le ruban est placé circulairement, et aussi horizontalement que possible, à hauteur d'une ligne passant au-dessous de la saillie des muscles *pectoraux*. Une des extrémités du ruban, tenue par une main, correspond à la ligne médiane antérieure du thorax, tandis que l'autre extrémité, plus longue, est suffisamment repliée pour correspondre à ce même niveau. Une assez forte traction est donnée par les deux mains au ruban pour assurer son parfait contact avec la peau. Puis le sujet est invité à laisser retomber ses deux bras verticalement et à compter à haute voix, sans respirer, jusqu'à trente : à mesure que la poitrine se vide, les deux mains, grâce à la traction constante qu'elles exercent sur le ruban, se rapprochent, et au moment exact où le sujet arrive à *trente*, on lit la division centésimale qui correspond à la fermeture du circuit.

Pour des études comparatives, il est indispensable que ce soit le même expérimentateur qui opère et, de préférence, avec le même ruban. Se servir d'un ruban complètement inextensible (mètre de tailleur).

Une autre cause d'erreur, très grosse celle-là pour des études comparatives, provient du degré variable d'embonpoint et de *fonte graisseuse* du sujet. Je m'explique : Si l'on suppose, par exemple, en un temps donné une augmentation périmétrique réelle du squelette de la cage thoracique de 2 centimètres, et que, par suite de la fonte du tissu graisseux, il y ait une diminution du périmètre extérieur de 4 centimètres, on trouve au total 2 centimètres de diminution, alors que le thorax aura en réalité bénéficié de 2 centimètres.

En voici un exemple concluant, fourni par le tableau suivant, résultat des mensurations pratiquées sur les élèves des 69e et 70e cours de gymnastique, à l'école de Joinville-le-Pont, au commencement et à la fin du cours :

Périmètres thoraciques

	Augmentés	Diminués	Stationnaires
69e cours — (315 mensurations)	68	173	74
70e cours — (283 mensurations)	185	65	33

Ainsi qu'on peut le voir, pour le 69e cours il y a une diminution sensible, tandis que pour le 70e cours le chiffre des périmètres augmentés est considérable.

L'explication de cette anomalie repose uniquement sur ce phénomène de fonte graisseuse que je viens de signaler. Car, en tenant compte des erreurs que l'on peut imputer au procédé de la mensuration métrique, je puis affirmer que toutes ces mensurations ont été faites par moi-même, dans les conditions précitées et avec le plus grand soin ; les quelques erreurs partielles qui auraient pu se glisser à mon insu ne sont pas capables de modifier les chiffres à ce point.

Le 69e cours a duré du 1er février au 15 juillet 1889 : à mesure que les jours grandissent, le nombre d'heures des exercices gymnastiques augmente également, pour atteindre le chiffre de sept heures par jour ; un autre facteur important vient également s'ajouter ici, la chaleur. Ces deux causes (chaleur et *maximum* de travail), qui ont littéralement *fondu* les élèves à la fin du 69e cours, fait totalement défaut à la fin du 70e cours, lequel a commencé le 1er août pour se terminer le 15 janvier ; c'est-à-dire qu'à la fin de ce cours, la durée des exercices physiques est réduite de deux heures au moins par jour (par suite de la durée moindre elle-même du jour), et le froid a remplacé la chaleur.

Au reste, j'ai trouvé que cette influence ne s'exerce pas seulement sur le thorax, mais aussi, comme il est logique de le penser, sur les autres régions du corps. La mensuration des membres, ainsi que la différence de poids, viennent en tous points confirmer cette explication, comme il ressort du tableau ci-après :

	Augmentés		Diminués		Stationnaires	
	69e cours	70e cours	69e cours	70e cours	69e cours	70e cours
Thorax	68	185	173	65	74	33
Bras.	58	190	106	36	151	57
Cuisse	19	160	231	68	65	55
Mollet	37	62	126	119	152	102
Poids	40	228	222	38	53	17

On peut tirer une déduction analogue du tableau suivant, qui figure dans un travail de M. le médecin-major Boucherau (1), sur les modifications survenues, pendant la première année de service, dans le périmètre thoracique des jeunes soldats :

CORPS	NOVEMBRE (Arrivée au corps)	FÉVRIER	MAI	AOUT	NOVEMBRE
	mm.	mm.	mm.	mm.	mm.
22e régiment d'Infanterie	0.871	0.893	0.890	0.885	0.895
3e Hussards. . . .	0.865	0 869	0.870	0.866	0.870

(1) *Arch. de Méd. et de Pharm. militaires*, janvier 1890.

On voit, d'après ce tableau, que, si les périmètres thoraciques moyens, relevés tous les trimestres, ont subi un accroissement réel durant la période d'une année, la mensuration accuse nettement, à la saison d'été, une diminution sensible.

On le voit donc, la mensuration métrique du périmètre thoracique est sujette à diverses causes d'erreur dont il faudra tenir compte, surtout si on veut l'utiliser pour des études comparatives. Employée, ainsi que nous l'avons indiqué à propos de la constitution, comme simple terme d'appréciation de la valeur physique, ces causes d'erreur ont une importance bien moins conséquente.

Reste maintenant à examiner les modifications de l'appareil respiratoire : 1° au point de vue de l'amplitude de la course de la cage thoracique ; 2° au point de vue de la quantité d'air respirée (capacité vitale).

Pour apprécier les modifications éprouvées par le thorax dans sa course respiratoire, sous l'influence des exercices physiques, je me suis servi d'un *compas thoracique* (1), qui permet de mesurer l'ampliation thoracique dans ses divers diamètres.

Au moyen de cet instrument, j'ai pris, au début et à la fin d'un cours, la mesure du thorax de

(1) Cet instrument, construit par M. Demeny, préparateur de M. Marey, est un compas d'épaisseur terminé par des pointes mousses en ivoire ; l'une de ces pointes est fixée à une tige mobile, guidée dans un tube et rappelée par un ressort à boudin. Ce compas peut servir également de compas d'épaisseur ordinaire.

41 élèves choisis parmi ceux qui avaient le moins pratiqué les exercices physiques antérieurement et chez qui, par suite, les résultats du séjour à l'école devaient être plus sensibles. Ces mensurations ont porté sur trois diamètres principaux, savoir : le *diamètre transverse inférieur* de la poitrine et deux *diamètres antéro-postérieurs*, pris aux deux extrémités du *sternum*, de façon à pouvoir également juger du développement et des bénéfices relatifs de la course respiratoire dans les deux régions extrêmes du thorax. Je ferai remarquer que, pour ces deux diamètres antéro-postérieurs, le compas s'appuie sur des points dépourvus de muscles et de tissu graisseux, ce qui donne beaucoup de valeur à cette mensuration.

Voici les résultats que j'ai obtenus :

1° Les diamètres absolus du thorax n'avaient pas changé pendant cette période ; ce qui vient à l'appui des résultats obtenus avec le ruban métrique signalés plus haut, et prouve à nouveau que l'augmentation des dimensions de la cage thoracique ne se produit pas si rapidement qu'on semble le croire généralement, sous l'influence des exercices physiques ;

2° Tous les diamètres mensurés avaient bénéficié dans de notables proportions, au point de vue de l'amplitude de leur course, comme l'indique le tableau suivant :

DIAMÈTRES	Courses augmentées	Courses diminuées	Courses stationnaires	Moyennes des augmentations
				mill.
Diamètre antéro-postérieur inférieur .	34	4	3	5,5
Diamètre antéro-postérieur supérieur.	32	5	4	4,6
Diamètre transverse inférieur . . .	32	7	2	4,2

D'où un résultat paraît parfaitement établi par ces chiffres : c'est l'amplitude plus grande de la course respiratoire.

Ce résultat concorde du reste avec celui obtenu par M. Marey, dans des expériences faites en 1874, avec son *pneumographe*, à l'école de Joinville-le-Pont (1). M. Marey conclut que le type respiratoire acquis par le gymnaste consiste en un accroissement énorme de l'ampliation de la poitrine et en un notable ralentissement du mouvement thoracique (M. Marey n'a pas fait, sur ces sujets, avec le *spiromètre*, de déterminations quantitatives permettant d'assigner leur valeur réelle à ces larges respirations).

Voici maintenant le résultat d'expériences que j'ai faites avec le spiromètre, concurremment à celles faites avec le compas thoracique, pour éta-

(1) *Comptes-rendus de l'Académie des Sciences*, 1880 : Note de M. Marey, en collaboration avec Hillairet.

blir le rapport entre l'amplitude des mouvements thoraciques et la quantité d'air respirée (capacité vitale) ;

1° Aucun rapport entre l'amplitude de la course thoracique et la capacité vitale : à un thorax fournissant une course considérable dans ses divers diamètres correspond souvent une capacité vitale faible, et inversement ;

2° Aucun rapport, ainsi que je l'ai signalé déjà, entre le périmètre thoracique et la capacité vitale ;

3° La différence entre les deux observations spirométriques prises au début et à la fin du cours est insignifiante : la capacité vitale n'est que très légèrement augmentée, et même souvent stationnaire.

D'après ces résultats, on voit qu'il n'y aurait aucun rapport exact entre la mobilité de la poitrine et la capacité vitale. Cette anomalie apparente paraît s'expliquer facilement si l'on se rappelle, d'une part, que c'est dans son diamètre vertical que se fait la principale augmentation de la cavité thoracique, par le retrait du muscle *diaphragme*, et, d'autre part, que c'est le muscle *diaphragme* qui serait d'après les expériences physiologiques concluantes de P. Bert (1), Duchenne (de Boulogne) (2), Beau et Maissiat (3), la véritable cause de

(1) *Leçons sur la physiologie comparée de la respiration.*

(2) *Physiologie des mouvements.*

(3) *Recherches sur le mécanisme des mouvements respiratoires.* (*Archives générales de médecine*, décembre 1842).

l'élévation des côtes inférieures pendant l'inspiration. Ainsi donc le mouvement d'expansion des côtes inférieures traduirait simplement le jeu du diaphragme, et non celui du poumon lui-même. Cela paraît d'autant plus vraisemblable que cet organe, dans l'inspiration ordinaire, ne descend pas au-dessous de la septième côte (Béclard) (1).

Mais si cet accroissement de l'ampliation thoracique paraît sans influence bien marquée sur la capacité vitale, elle me paraît être en parfaite concordance avec cet autre résultat important, qu'il ne faut pas oublier : le ralentissement des mouvements respiratoires.

En effet, l'effort inspiratoire doit lutter contre l'élasticité de la cage thoracique ; élasticité considérable, puisqu'elle suffit à elle seule pour produire le retrait de la cage pendant l'expiration. Or, il est bien évident que plus le jeu des articulations sera délié et étendu, moins le thorax rencontrera de résistance à vaincre pour sa dilatation inspiratoire ; bénéfice qui se traduira par la possibilité d'une durée plus prolongée du temps de l'inspiration. Comme conséquence physiologique, le ralentissement doit permettre aux échanges gazeux de s'effectuer plus complètement : autrement dit, le bénéfice résidera dans la qualité des inspirations.

Nous savons du reste parfaitement le peu de valeur des inspirations précipitées, qui ne permettent pas à l'air de pénétrer dans les profondeurs

(1) *Traité de physiologie.*

des poumons : c'est ainsi qu'une série de respirations précipitées amène rapidement l'essoufflement, et que l'on recommande à juste titre aux coureurs de ne pas respirer à *pleine bouche*, mais de préférence par le nez, pour permettre à l'air de pénétrer plus lentement et plus parfaitement.

Quoi qu'il en soit de cette explication, le fait de l'ampliation thoracique est certain, et ce résultat ne peut se produire que par la laxité plus grande des articulations de la cage thoracique.

Or c'est le développement du poumon lui-même qui paraît la véritable cause de cette ampliation thoracique. Il paraîtrait plus rationnel, au premier abord, d'imputer ce résultat aux nombreux muscles qui s'insèrent sur la cage thoracique, et dont la puissance fonctionnelle, accrue par les exercices physiques, retentirait sur les articulations du thorax, comme le font, par exemple, les muscles des membres sur les articulations qu'ils sont chargés d'actionner. Mais cette explication tombe d'elle-même devant ce simple fait du même résultat obtenu par des exercices ne mettant en jeu que les muscles du membres inférieur, tels que la course et la marche; exercices qui développent cependant le plus puissamment la fonction pulmonaire. En outre le muscle inspirateur par excellence, le *diaphragme*, muscle situé à l'intérieur du tronc, ne saurait être atteint directement par le travail physique : il ne peut l'être qu'indirectement, c'est-à-dire au même titre que les autres organes du corps en général.

En résumé, la bonification de l'appareil respiratoire ne serait très probablement pas un résultat obtenu par le *travail local* des puissances inspiratrices qui s'insèrent au thorax, le poumon bénéficie des exercices physiques, c'est-à-dire de la suractivité nutritive générale, comme tous les organes du corps : il se développe, et la dilatation de la cage thoracique ainsi que le mouvement plus étendu de son jeu de soufflet ne seraient que le corollaire forcé de cette bonification dans la fonction, que le fait d'une enveloppe extérieure extensible faisant place à un contenu plus développé.

Quant au poumon, il faut expliquer son augmentation de volume (en dehors, bien entendu, de celle due à sa croissance régulière), non par une augmentation réelle de la quantité de son tissu propre, comme cela a lieu pour le muscle, mais par une expansion de son tissu, essentiellement élastique, sous l'influence de l'activité circulatoire, ainsi que probablement par l'utilisation plus complète de certaines de ses alvéoles qui n'entraient que peu ou pas en jeu précédemment.

Au point de vue de l'influence des exercices physiques sur le développement du thorax, nous devons tirer d'importantes déductions de cette interprétation du développement respiratoire. En réduisant le rôle de l'action musculaire directe sur l'ampliation de la cage thoracique, on diminue, par ce fait même, considéralement l'importance de toute une catégorie d'exercices que l'on serait tenté de recommander spécialement pour atteindre ce but, c'est-à-dire la gymnastique spéciale des membres thoraciques, soit une grande partie des exercices aux agrès ; car alors les résultats de cette catégorie d'exercices gymnastiques restent les mêmes que ceux des autres exercices physiques en général. L'on doit conclure que, pour atteindre la fonction respiratoire, il n'existe pas de travail spécial, mais que c'est à l'ensemble du système locomoteur qu'il faut s'adresser : plus il développera d'activité, plus il fouettera le mouvement nutritif, et plus le poumon, au même titre que les autres organes en général, et davantage, vu son rôle capital dans cette filière fonctionnelle, bénéficiera lui-même.

Cette notion, en réduisant l'importance des exercices spéciaux des membres thoraciques, vient rendre à ceux des membres inférieurs toute leur valeur, que l'on est tenté de méconnaître, le membre inférieur produisant, vu le volume de ses masses musculaires, un travail autrement considérable que le membre thoracique. En un mot, on recherchera la *quantité* de travail musculaire et non sa *localisation*.

J'ai également cherché, à l'appui de cette idée, à me rendre compte de la valeur des diverses professions sur le développement du thorax, et j'ai trouvé, d'accord avec Woillez (1), que ce sont les professions qui généralisent le travail à l'ensemble

(1) *Recherches pratiques sur l'inspection et la mensuration de la poitrine*, 1838.

du système locomoteur qui paraissent les plus favorables au développement du périmètre thoracique. La spécialisation du travail aux membres supérieurs m'a paru absolument sans influence sur l'ampliation thoracique ; les professions sédentaires venaient en troisième lieu.

Voici les chiffres que j'ai obtenus, indiquant le nombre de sujets qui présentaient un développement du périmètre thoracique supérieur aux moyennes rationnelles, calculées d'après le poids et la taille, dans chacune des trois grandes classes suivantes (1) :

PROFESSIONS	NOMBRE des sujets examinés	CHIFFRES des périmètres supérieurs à la moyenne.
1° Professions mettant en jeu la totalité du corps	191	107
2° Professions mettant en jeu principalement les membres supérieurs . .	152	67
3° Professions sédentaires	172	59

D'après ses observations, M. Woillez est encore plus sévère à l'égard du travail spécialisé aux membres supérieurs ; pour lui, l'activité générale du système locomoteur paraît favorable au développement physiologique de la poitrine, et l'activité spéciale des membres supérieurs paraît sans influence, si même elle n'en a une contraire.

(1) Je signale la valeur relative de cette statistique, très pénible à établir à cause de la difficulté de classer rationnellement beaucoup de professions dans telle ou telle de ces trois catégories.

MENSURATION DES MUSCLES. — Cette mensuration se fait avec le *ruban métrique.* Comme elle sert surtout pour des études comparatives, il est indispensable de trouver un point de repère constant dans les diverses opérations. Voici ceux que l'on peut adopter. Comme pour la mensuration thoracique, j'ai rejeté l'état de contraction du muscle et choisi celui du repos.

Pour le bras. — On s'est surtout servi du *biceps* contracté à son *maximum* et mesuré à son plus fort diamètre? Je crois qu'il est préférable de placer le ruban de la façon suivante : le bras étant étendu horizontalement, le ruban est placé exactement à la pointe du muscle *delloïde*, point de repère constant et facile à trouver : à cette place, le ruban ne passe au niveau d'aucun muscle contracté.

Pour la cuisse. — Membre inférieur vertical, sans contraction, et le ruban placé bien horizontalement dans le *pli fessier* (ne pas oublier d'exercer une assez forte traction sur les deux bouts du ruban pour assurer son contact intime avec la peau).

Pour le mollet. — Pas de points de repère naturels. On est forcé de placer approximativement le ruban sur le diamètre le plus saillant.

On trouvera au commencement de ce chapitre un tableau indiquant les résultats des mensurations musculaires pratiquées sur les élèves de l'école de Joinville. Comme pour le thorax, on constatera la preuve de ce fait sur lequel j'ai insisté : c'est qu'il faut tenir grand compte, dans ces diverses mensurations, de la *fonte graisseuse.* C'est ainsi qu'on constatera dans ce tableau une diminution marquée chez la majeure partie des élèves d'un cours, diminution due évidemment à la fonte du tissu graisseux.

PESÉES. — Les pesées faites sur la même bascule fournissent d'utiles renseignements et constituent un procédé d'investigation aussi exact que pratique. Il faudra savoir tenir compte, dans l'appréciation des résultats, d'assez nombreuses conditions, dont l'influence est évidente et qu'il est inutile d'énumérer ici.

Un travail soutenu et quotidien abaisse presque toujours le poids pendant quelques mois ; puis vient généralement une période stationnaire variable et sans déductions intéressantes (1).

DYNAMOMÉTRIE. — Ici les erreurs sont encore plus notables qu'avec les autres procédés d'investigation. L'effort développé par le sujet étant toujours variable, l'écart entre deux observations rapprochées est souvent considérable.

Il faut tenir grand compte, dans l'emploi des dynamomètres, de l'habitude qu'on a de l'instru-

(1) Les exercices physiques *seuls* ne sauraient donc constituer une méthode pour maigrir : il faut absolument y joindre l'usage d'un régime alimentaire spécial.

ment (1). Aussi pourra-t-il, tout au plus, être de quelque utilité chez un sujet parfaitement stylé à s'en servir ; il en est de même que pour le spiromètre, dont il faut faire un apprentissage pour apprendre à souffler. Si nous examinons, par exemple, le *dynamomètre ovalaire*, un des plus employés, destiné à mesurer la force de flexion des doigts, et qui paraît à première vue d'un usage très pratique, on s'aperçoit bien vite non seulement de l'avantage du tour de main, mais encore de celui de la dimension de la main destinée à enserrer l'ovale d'acier qui constitue le ressort et à le comprimer.

Aussi la graduation de l'instrument en kilogrammes n'est-elle que d'un médiocre avantage ; les *dynamomètres à cadran*, portant les simples divisions du cercle, sont tout aussi pratiques.

Et maintenant terminons ce long chapitre par quelques mots de conclusion.

Il ne faut pas accorder une valeur absolue à ces divers procédés au moyen desquels on s'est efforcé de constater les résultats produits par les exercices physiques.

(1) Vous constaterez que dans les *foires*, le propriétaire des *dynamomètres verticaux*, souvent fort gringalet, fait monter aisément du premier coup de maillet l'indice au haut de la graduation, tandis qu'un vigoureux paysan n'obtient qu'un très mauvais résultat.

Les causes d'erreur qu'on rencontre dans l'usage des procédés de jaugeage de la fonction pulmonaire paraissent presque impossibles à éviter, parce qu'elles reposent : 1° sur ce que ces mesures sont prises sur le revêtement extérieur (peau,

NOMS ....

AGE .... PROFESSION ....

	Trimestre 189 .	Trimestre 189 .	Trimestre 189 .	Trimestre 189 .
MENSURATIONS — Taille.				
Poids				
Dynamométrie (mains, bras, reins, etc.). . .				
Périmètre thoracique				
Bras				
Cuisse				
Etc. etc.				
Quantité de travail fourni pendant le trimestre . . .				

Observations (progrès techniques, maladies, améliorations dans la santé, etc.)

graisse, muscles) de la cage thoracique, et non sur son squelette lui-même ; 2° sur la difficulté de trouver un point réellement fixe, comme terme constant de comparaison, à cause de la mobilité de la cage. Toutefois, on pourra retirer d'utiles indications de ces procédés, surtout par l'habitude tant de l'expérimentateur que du sujet à les employer, et, si l'on prend le soin de répéter un certain nombre de fois chaque expérience, de façon à n'inscrire qu'une moyenne.

Je conseille aux amateurs de sports, aux professeurs de gymnastique et d'escrime, de composer des fiches dans le genre du modèle ci-dessus, où ils inscriront soigneusement, tous les trimestres, les documents concernant chaque élève, de façon à pouvoir lui faire constater et suivre eux-mêmes les résultats physiques obtenus.

CHAPITRE V

Examen critique de certains exercices et sports usuels

Marche et Course. — Ces exercices réunissent tous les avantages : usage pratique, absence de danger, progression facile à régler, résultats hygiéniques excellents, etc. ; trop peu compris et négligés, il serait utile de prêcher partout une ardente croisade en leur faveur.

Le symptôme d'essoufflement disparaît rapidement avec l'entraînement, et la course modérée (pas gymnastique) est limitée plutôt par la fatigue musculaire que par les troubles respiratoires.

La respiration n'est pas très sensiblement augmentée, même après une course prolongée. Sur 20 sujets présents seulement depuis trois mois à l'école de Joinville-le-Pont, et qui firent sans arrêt une demi-heure de pas gymnastique, j'ai trouvé une augmentation moyenne de 5 respirations par minute à l'arrivée.

La circulation s'accommode moins bien de cet exercice : le chiffre moyen des pulsations par minute, qui était, chez ces 20 coureurs, de 86 au départ, monta à la moyenne de 140 à l'arrivée.

Si la course s'accélère, c'est encore la circulation plutôt que la respiration qui va s'embarrasser. Chez un coureur qui venait de faire 11 kilomètres au pas de course et sans arrêt, j'ai trouvé la respiration, à l'arrivée, augmentée seulement dans la proportion signalée plus haut, tandis que le nombre des pulsations s'était accru de 108 par minute à l'arrivée. C'est donc évidemment du côté de cette fonction que se trouve le danger de la course forcée et la crainte de mort subite par arrêt du cœur (cœur forcé). Cet exercice exagéré et conduit sans méthode ni progression pourra certainement entraîner l'hypertrophie du cœur.

Quelle est la meilleure façon de courir ? Y a-t-il un type étalon que l'on doive s'efforcer d'atteindre pour augmenter la vitesse et la résistance ? Théoriquement, les analyses si exactes de la course, fournies par la photographie instantanée, permettraient de déduire un type ; pratiquement, je ne crois pas à son utilité.

La course et la marche sont des fonctions absolument naturelles, et c'est naturellement que l'homme arrivera à fournir le maximum qu'il puisse donner. Ces exercices ne sont passibles que du seul perfectionnement fourni par l'entraînement, et non par une méthode. Certaines méthodes, qui ont la prétention d'apprendre à marcher ou courir plus vite, ne sont que l'application des principes naturels et pratiqués par tous les coureurs entraînés, tels que raser le sol le plus possible avec ses pieds, pencher le haut du corps légèrement en avant, etc. Voyez, par exemple, un coureur arabe, qui n'a jamais, il y a tout lieu de le supposer, songé à analyser les lois de la progression : c'est en rasant le sol avec ses pieds, en inclinant le tronc en avant et immobilisant la partie supérieure du tronc (en fixant ses mains aux extrémités d'un bâton posé sur sa nuque) qu'il va parcourir ces longues traites.

Saut. — C'est un exercice qui peut devenir nuisible quand on vient à s'y spécialiser. La secousse communiquée au squelette est énorme, et le choc supporté par les articulations devient à la longue nuisible au fonctionnement de ses organes.

J'ai constaté chez plusieurs gymnastes qui s'étaient spécialisés dans ce genre d'exercice un état douloureux des genoux, dû certainement au surmenage de l'articulation. Ces douleurs sont semblables à celles du rhumatisme chronique sub-aigu et s'accompagnent de craquements de l'articulation : on peut désigner cet état sous le nom de *pseudo-rhumatisme professionnel des sauteurs.* Du reste, ce résultat peut se rencontrer à la suite de l'abus de tous exercices surmenant cette articulation, et je l'ai nettement constaté chez des escrimeurs qui se livraient à un travail acharné et quotidien sur la planche.

Agrès. – C'est surtout aux agrès que se produisent les accidents chez les gymnastes : ruptures musculaires, hernies, entorses, fractures ; la courbature fébrile surviendra volontiers à la suite des séances prolongées. Parmi les agrès qui occasionnent le plus d'accidents, je signalerai le *cheval de bois*, où se produisent volontiers des contusions du genou, suivies d'épanchement dans l'articulation (hydartrose), si longues à guérir et récidivant avec facilité. Pareilles conséquences à signaler avec les *barres parallèles*.

Il faut absolument éviter l'abus des agrès qui mettent en jeu presque uniquement les membres thoraciques ; d'où difformité due au contraste entre les régions supérieures du tronc et les membres inférieurs, relativement moins développés. Le phénomène de l'effort est trop souvent répété dans ces exercices, et son retentissement sur le cœur peut causer l'hypertrophie de cet organe. J'ai constaté chez un gymnaste de profession, adonné uniquement aux exercices du trapèze, une rétraction considérable de plusieurs doigts des deux mains ; difformité incurable, qui l'a forcé du reste à abandonner son métier. Ce gymnaste m'a assuré que pareil accident se rencontrait assez souvent dans cette profession : il est dû à la rétraction des tissus fibreux de la paume de la main, très spécialement contus et irrités dans cet exercice.

Escrime. — Je formulerai d'autant volontiers plusieurs critiques assez sérieuses à l'adresse de ce sport, qu'il me paraît plus utile de dévoiler les torts de ce petit roi du jour, en passe de devenir un tyran, au point qu'aujourd'hui on l'introduit même dans l'éducation corporelle de l'enfant.

Or, si ce sport (il est bien entendu qu'il s'agit de son usage suivi et assidu) est déjà sujet à critiques pour l'adulte, à plus forte raison doit-il être interdit à l'enfant, chez lequel il trouvera rarement son indication. La seule que je lui reconnaisse, c'est son emploi pour lutter contre les inclinaisons vicieuses de la colonne vertébrale et obtenir la rectitude du tronc par effacement des épaules. Employé à ce point de vue orthopédique, l'escrime est un des moyens les plus efficaces auxquels on puisse recourir pour redresser le tronc chez un enfant qui se voûte. Autrement il est facile de se rendre compte que c'est un exercice absorbant au premier chef, lequel, par suite, ne présente aucunement cette liberté d'esprit, cette allure bruyante et tapageuse qui sont la caractéristique des *jeux scolaires*, les vrais jeux recommandables à cet âge.

L'escrime développe à un haut degré l'agilité du membre thoracique, surtout de la main ; agilité tellement indispensable, que je sais tels escrimeurs qui refusent de se livrer au travail des agrès pour ne pas alourdir leur main et ne pas émousser sa délicatesse ; il y a du vrai dans cette opinion.

Au point de vue de la somme de travail fournie, il y a peu d'exercices qui puissent lui être comparés. Aussi est-ce l'escrime qu'il faudra conseiller aux personnes qui désirent lutter contre l'embonpoint.

Le principal reproche à lui adresser, c'est le

développement hypertrophique considérable qui survient rapidement, principalement dans la cuisse

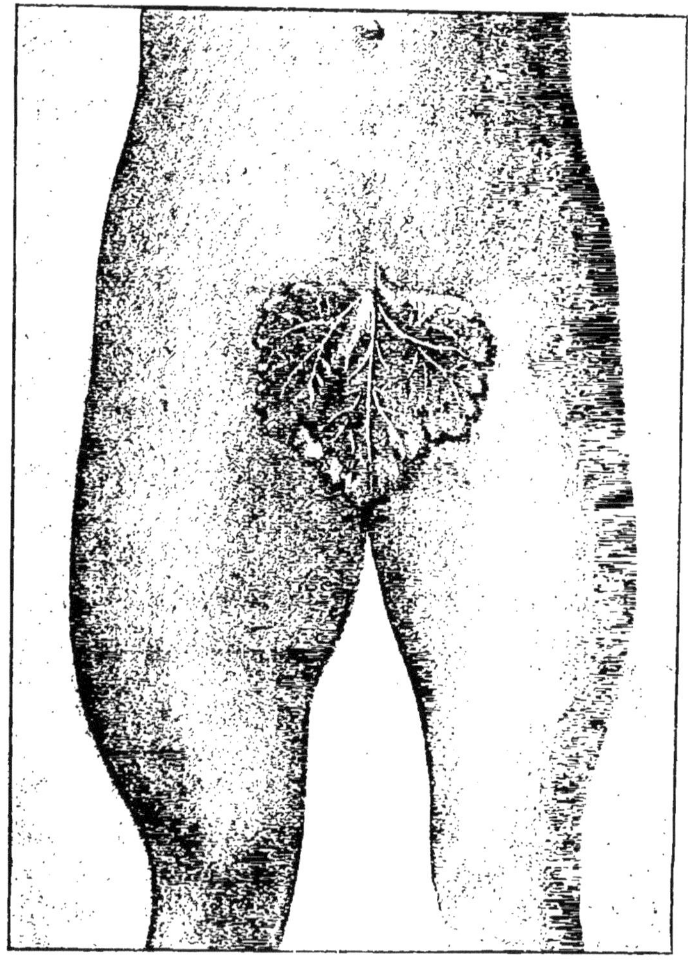

du côté qui tient l'épée. Cette déformation apparaît assez rapidement, en deux à trois ans au plus de travail suivi sur la planche, par exemple comme celui des prévôts d'armes dans les régiments. Les planches ci-jointes sont faites d'après des photo-

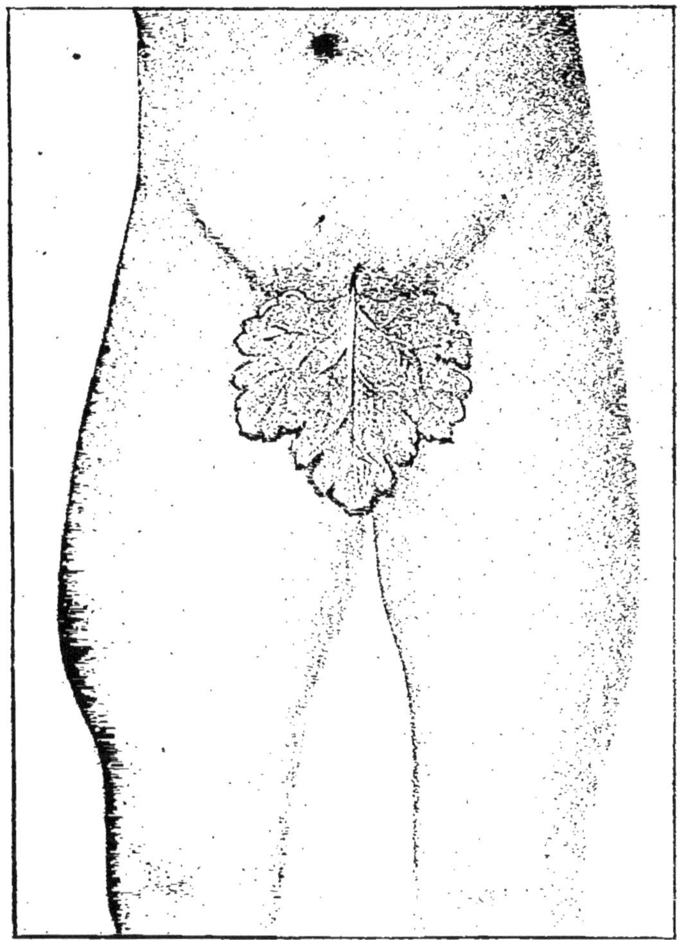

graphies que j'ai prises sur des élèves de la division d'escrime de l'école de Joinville-le-Pont pratiquant l'escrime depuis deux ans et demi à trois ans seulement.

Cette déformation, comme on peut en juger, est des plus caractéristiques. J'affirme qu'elle me permettra toujours de reconnaître un escrimeur entre mille ; en outre, comme elle occupe la cuisse du côté qui tient l'épée, j'ai toujours pu distinguer sans difficultés un *gaucher* d'un *droitier*.

Cette déformation consiste essentiellement, en dehors de l'hypertrophie générale de la cuisse, en une saillie située à la partie supéro-interne de la cuisse et produite par l'hypertrophie du paquet des muscles *adducteurs*, ce qui donne à l'intervalle intercrural un aspect typique : en outre, en une hypertrophie du *droit antérieur* du muscle *triceps* de la cuisse, dont la partie charnue descend plus bas que celle du côté opposé.

Voici également à l'appui une statistique intéressante : j'ai fait la mensuration comparative des membres supérieurs et inférieurs des deux côtés sur 105 élèves de la division d'escrime à leur arrivée à l'école. Le ruban métrique a été placé, comme je l'ai indiqué au chapitre IV à propos de la mensuration des muscles, pour le bras, à la pointe du muscle *deltoïde*, et, pour la cuisse, au *pli fessier*.

Mensuration de 105 sujets

(95 droitiers et 10 gauchers)

Augmentations en centimètres	0	½	1	1½	2	2½	3	3½	4	4½	5	5½	6
Bras droit. .	7	17	32	27	11	1	»	»	»	»	»	»	»
Cuisse droite	1	1	7	7	18	14	11	15	10	5	4	1	1
Bras gauche .	1	5	4	»	»	»	»	»	»	»	»	»	»
Cuisse gauche.	»	»	3	»	4	1	1	»	1				

On voit d'après ce tableau que tous les élèves, sauf un, présentent un degré d'hypertrophie de la

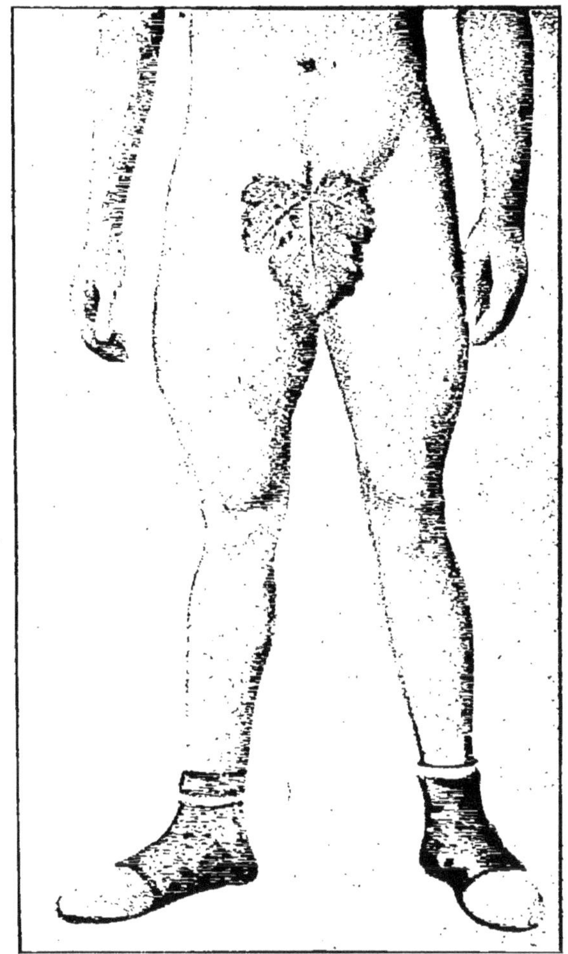

cuisse, et que l'augmentation la plus fréquente varie entre 2 et 3 centimètres et demi.

J'ai constaté également sur le tiers de ces sujets

un abaissement manifeste de l'épaule du côté de l'épée.

Sur la face postérieure du tronc, la musculature de l'épaule du côté hypertrophié est généralement plus apparente.

Quant aux déviations de la colonne, aux *scolioses* qui ont été signalées chez les escrimeurs, je n'en ai pas constaté, pour mon compte, de suffisamment manifestes pour être notées, non plus que d'hypertrophie du mollet.

J'ai déjà signalé plus haut, à propros du saut, la constatation que j'ai faite chez des escrimeurs de ce pseudo-rhumatisme professionnel des genoux, dû au surmenage de la jointure. Je vais attirer maintenant l'attention des escrimeurs sur un accident qui mérite d'être connu : il consiste dans l'implantation de parcelles de vernis dans les yeux. Cet accident se produit surtout avec des masques déjà vieux, et dont le vernis éclate sous le choc du fleuret ; on peut facilement constater, après un assaut, que la figure de l'escrimeur muni de tels masques présente, principalement aux environs des yeux, de nombreuses petites particules de vernis. Cet accident peut devenir fort grave, à cause de la nature septique du produit formant corps étranger. Dans les cas que j'ai observés, ces particules étaient très solidement implantées dans la cornée.

Rappelons qu'on néglige trop souvent de protéger le cou : c'est pourtant la région la plus dangereuse, dont une simple piqûre peut entraîner des accidents mortels foudroyants.

Ce que je ne me suis pas expliqué au point de vue physiologique, j'en fais l'aveu, c'est cette localisation de l'hypertrophie dans la cuisse du côté

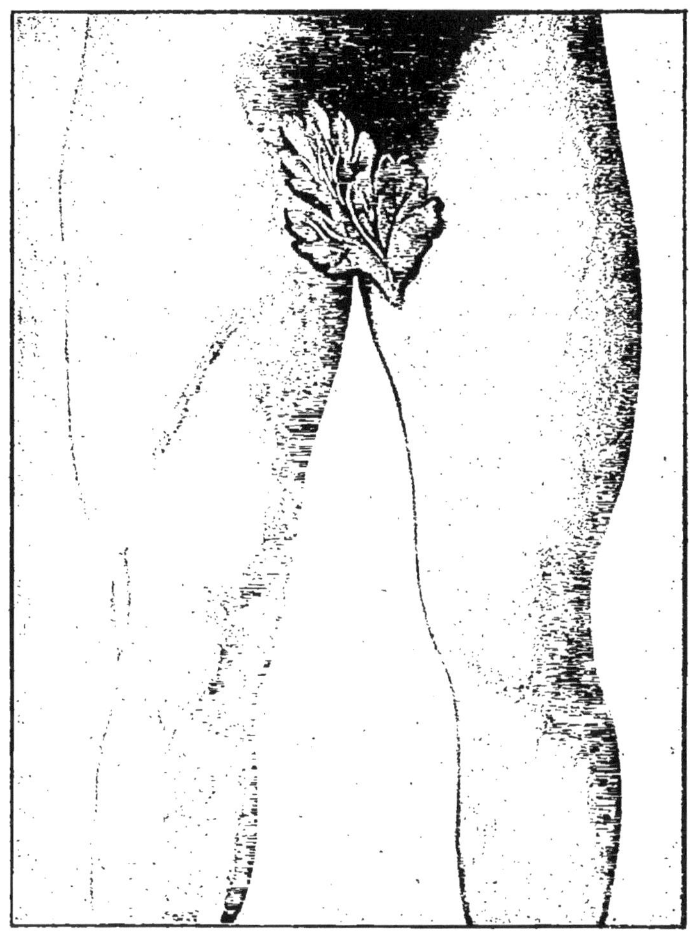

qui tient le fleuret. Théoriquement, le tireur doit être en parfait équilibre sur le membre opposé, qui doit supporter principalement le poids du corps et opérer la détente de la *fente*, soit presque tout le travail : or je ne connais pas un tireur chez qui ce membre soit hypertrophié.

Ce qui prouve qu'il y a loin de la théorie à l'exécution.

En réponse à tous ces reproches, on objectera qu'il suffit, pour les réduire à néant, de tirer des deux côtés. C'est parfaitement vrai et j'ajoute que ce procédé rend toute sa valeur à ce sport. Mais combien sont peu nombreux proportionnellement les tireurs de cette catégorie! L'amour-propre et l'acharnement, ces deux qualités maîtresses de l'escrime, ne tolèrent guère ce sacrifice à l'hygiène et à la callisthénie : il faut trop de travail pour arriver à un résultat satisfaisant dans ce sport, et l'ambition empêche de passer le fleuret à l'autre main, qui continue tristement son rôle de balancier.

Boxe française. — Voilà, avec la marche, la course, les assouplissements, une des reines de la gymnastique; aucune critique à lui adresser, tous les éloges à recueillir. Malheureusement nous devons faire la même constatation que pour la marche et la course : c'est un exercice trop négligé.

Et pourtant n'est ce pas là le sport le plus utile, réellement appelé à nous sauver la vie quelque jour; car on peut affirmer qu'on boxeur entraîné et de sang-froid aura facilement raison de trois rôdeurs de barrières.

Sa pratique nous assure donc en même temps la santé et la sécurité. On met volontiers en avant l'assurance et la confiance en soi-même que procure l'escrime : ces avantages ne sont-ils pas autrement justifiés chez le boxeur ?

Tout le corps travaille dans cet exercice qui n'est, en résumé, qu'une succession de mouvements d'assouplissements des plus variés. Sous son influence, l'agilité et l'amplitude des mouvements articulaires deviennent extrêmes.

Aussi ce sport fait-il l'admiration des étrangers : il n'y a que le Français qui ne paraisse pas l'apprécier à sa juste valeur. La raison, en la cherchant bien, est facile à trouver : de même qu'il est convenu que l'escrime est le sport *select* par excellence, de même beaucoup considèrent la boxe comme un exercice de goût douteux. Toutefois reconnaissons que la réaction et le retour au bon sens sont en train de s'opérer.

La *boxe anglaise* est un sport grossier et brutal, absolument inférieur à la boxe française : le boxeur français aura toujours démoli d'un *coup de pied bas* ou *brisé* le boxeur anglais avant que ce dernier ait pu riposter suffisamment (1).

Vélocipédie. — Ce sport est loin d'être hors la

(1) Lors de la publication de la 1re édition de cet ouvrage, j'ai été l'objet d'une assez vive critique dans un journal à propos de cette opinion.

Quelques années après, un match retentissant venait me donner raison : notre boxeur français Charlemont démolissait d'un coup de pied bas son adversaire, un des plus célèbres champions de la boxe anglaise.

critique, quand ce ne serait que d'encourir le grave grief d'avoir détourné de la marche à son profit.

Mais il y a un reproche plus sérieux au point de vue de l'hygiène. Ce sport est pratiqué par nombre de jeunes gens, voire d'enfants, et sa pratique excessive entraîne certainement chez eux la voussure de la colonne vertébrale, qui peut devenir une difformité irrémédiable.

Il y a donc lieu d'espérer que dans quelques années nous aurons la satisfaction de voir toute une génération voûtée et déformée par cet instrument. Il est triste, par ce temps de renaissance physique, où l'on s'efforce par l'exercice de développer l'homme et de le rendre fort et beau, de voir l'empressement avec lequel on s'est rué sur un sport aussi dangereux.

Il n'a aucun avantage sur la marche, et aurait dû rester dans le domaine de l'utilité pratique, sans jamais envahir pareillement celui des sports usuels.

Le CANOTAGE, le PATINAGE, l'ÉQUITATION (modérée), la NATATION constituent d'excellents sports.

Dans nos climats, où le temps accordé à la natation est déjà bien restreint, on le restreint encore davantage par la crainte de se baigner dans une eau trop froide : c'est ainsi que la plupart n'abordent les bains de rivière que lorsque l'eau a une température de 20° centigrades et plus.

Pour un nageur, cette température est superflue, car celle de 18° et même 17° est largement suffisante. Ce sont bien plutôt les conditions atmosphériques dont il faut tenir compte : la pluie même ne saurait être un empêchement, du moment que l'on possède un abri pour se dévêtir ; le vent et la brise, au contraire, peuvent constituer un danger, quelle que soit la température extérieure.

Nous rappelons volontiers l'existence, que beaucoup de Parisiens paraissent ignorer, de piscines d'eau chauffée qui permettent l'exercice de la natation à toutes les époques de l'année. Souhaitons ardemment, au point de vue de l'hygiène, leur multiplication dans tous les grands centres et surtout leur fréquentation.

DANSE. — Exercice de fond très recommandable, principalement au point de vue de l'agilité et de la grâce qu'elle développe. Elle est également très utile pour maintenir ou ramener le tronc des adolescents dans la rectitude.

Le seul reproche à lui adresser, la danse ne l'encourt que si on la pratique soit avec acharnement, soit par profession. Dans ces cas, les muscles du mollet, dont le travail est énorme dans cet exercice, s'hypertrophient, et constituent une difformité d'autant plus marquée qu'ils contrastent singulièrement avec la gracilité habituelle des autres parties du corps.

Dans ce rapide examen critique des principaux exercices physiques, nous nous sommes placé uniquement au point de vue hygiénique.

La vérité est que le danger que nous avons signalé pour certains n'existe que dans l'abus et la spécialisation. Or la variété des exercices est telle, qu'il sera toujours aisé d'en entreprendre plusieurs et de les mener de front : dès lors, tout danger est écarté.

Nous en conclurons finalement que la meilleure des méthodes d'éducation physique ne peut être revendiquée par aucun sport en particulier : elle s'appelle l'*éclectisme sportique*.

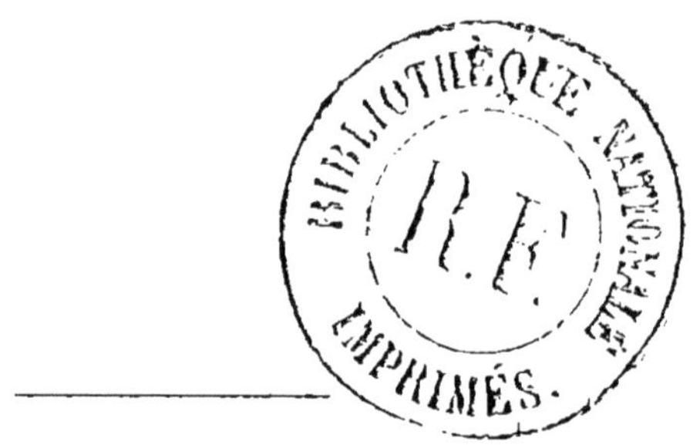

TABLE DES MATIÈRES

Pages

CHAPITRE PREMIER. — *Indication des exercices physiques et conditions d'utilité.* — Définition. — Ages. — Constitution : taille, poids et périmètre thoracique ; formule générale de la constitution normale. — Tempérament. — Sexe. — État de santé. — Climats. 7

CHAPITRE DEUXIÈME. — *Pratique des exercices physiques.* — Vêtements. — Heures des exercices. — Durée des exercices. — Choix des exercices. — Hygiène générale du travail. 24

CHAPITRE TROISIÈME. — *Résultats des exercices physiques.* — Fonctionnement de la machine animale. — Action des exercices physiques sur les principales fonctions, organes et tissus. 36

CHAPITRE QUATRIÈME. — *Constatation des résultats des exercices physiques.* — Des divers procédés employés. — Mensuration périmétrique du thorax : valeur, causes d'erreur, mode opératoire. — Mensuration des diamètres et de la course du thorax : résultats. — Mensurations spirométriques : résultats. — Mécanisme du développement de la fonction pulmonaire sous l'influence des exercices physiques : déductions sur la valeur des divers exercices physiques. — Action des diverses professions sur le développement du thorax. — Mensuration des muscles. — Pesées. — Dynanométrie. — Conclusions : fiches de mensuration 45

CHAPITRE CINQUIÈME. — *Examen critique de certains exercices et sports usuels.* — Marche et course. — Saut. — Agrès. — Escrime. — Boxes française et anglaise. — Vélocipédie. — Canotage, patinage, équitation, natation — Danse. — Conclusion 67

Lille. — Imp. Le Bigot Frères.

www.ingramcontent.com/pod-product-compliance
Ingram Content Group UK Ltd.
Pitfield, Milton Keynes, MK11 3LW, UK
UKHW021104270726
13993UKWH00006B/1007